七種保健方法，
擺脫惱人的子宮問題

子宮肌瘤自己治

駒形依子——著
張維芬——譯

前言

二〇二〇年是我成為婦產科醫師的第十三年。到目前為止，我曾遇過兩名患者，她們的「子宮肌瘤」都自己消失了。

子宮肌瘤是子宮內長出的良性腫瘤，也就是肌肉硬塊。一般來說，子宮肌瘤會因為受到女性荷爾蒙的影響而逐漸增大，目前尚不清楚具體的原因。

因此，當我遇到子宮肌瘤自己消失的案例，便感到十分的驚訝。

當時，我以自由醫師的身分加入醫療團隊，團隊中還有另一名醫師學弟，某次在和他一同觀看ＭＲＩ（核磁共振）時，我們同時興奮地喊出：「哇！子宮肌瘤消失了！」

但是，一旁的資深醫生反應卻相當平淡，感覺就是「嗯……也是會有這種情況！」輕描淡寫地帶過。

此時，在我想著「子宮肌瘤消失對學長來說並不稀奇吧？」的同時，我想追根究柢的好奇心也強烈地被激發起來，「子宮肌瘤究竟為什麼會消失？」

為了找出答案，我逐一搜索文獻，瘋狂調查（笑）。

但是，西方醫學的教科書中完全沒有子宮肌瘤自己消失的紀錄。

因此，我決定從東方醫學、法國藥草學等各個領域的資料、文獻及教科書中學習，而不只侷限於西方醫學，以自己的方式調查被西方醫學視為原因不明的子宮肌瘤觸發機制。

接著我發現，**「子宮肌瘤是一種與生活習慣相關的疾病」**。

舉例來說，最具代表性的生活習慣病就是第二型糖尿病。第二型糖尿病的成因包含吃得太多以及運動量不足。只要改變生活習慣，病情就會改善。可以說和第二型糖尿病相同，**子宮肌瘤也是透過改變生活習慣，就能自行治癒的疾病**。

只不過，沒有人知道該在什麼時候做些什麼，以及做到什麼程度就能完全治癒。

即使以糖尿病的情況來看，專科醫師也無法保證：「持續控制飲食及運動三個月後，血糖值就一定會下降並穩定下來。」原因就是這涉及到了許多因素，像是年齡、環境、遺傳、壓力狀態，原始的身體狀態等。

為了重建身體，讓子宮肌瘤不再增大，無論如何一定要進行「觀念改革」與「自我保健」。

我自己從十七歲開始，就持續飽受生理痛與經血過多（經血量異常大的狀態）的困擾，有時一天甚至要吃上四次鎮痛劑才能正常活動。

無論如何，我都想為這樣的自己做點什麼，所以我以成為醫生為目標，學習和體驗了西方醫學，成為醫師後也正式學習了東方醫學。可說我是以東西方醫學為基礎，親身「實驗」了各種方式，就這樣設計出一套自我保健方法，並以此治癒了我生理痛與經血過多的毛病。

唯有自己可以重建自己的身體，而非醫生。希望各位能注意到「自己的病自己治」「只有自己才能治癒自己」。

子宮肌瘤是要歷經多年才逐漸增大的腫瘤，因此並非如此輕易、美好地只要稍微改變一下生活習慣，就能在幾個月後消失。必須做好準備要經歷幾年甚至是十幾年的抗戰。

只不過，很少有人有耐心能等那麼久。理由之一就是，子宮肌瘤和懷孕有極大的關聯。

當我一開始詢問子宮肌瘤的患者：「是否有懷孕的打算？」大多數患者都會回答：「現在沒有，但是未來或許……」之後我會繼續詢問詳細的狀況：「未來是指什麼時候？」「目前已經有伴侶了嗎？」

我會這樣窮追不捨地問下去，是因為治療策略會隨著患者所制訂的生活計畫而改變。

假設患者目前三十五歲且沒有伴侶，但未來想生小孩，由於女性在四十歲後懷孕機率會開始降低，在這樣的情況下，患者已逼近臨界線。為了等待身體復原，接受子宮肌瘤手術後的一年間不能懷孕。因此，有些案例的情況是最好儘早接受手術。

如果患者打算「三十七歲邂逅伴侶，三十八歲結婚。因為終於認真想生小孩，所以做了手術」，就要在三十九歲之後才能開始備孕。

此外，患者當中也有人表示：「網路上說『子宮肌瘤是良性腫瘤，所以不做手術也沒關係』。」但是，**根據年齡、發病位置、生活計畫的不同，每個人面對子宮肌瘤應該做的處置也不一樣**。

再加上，也有少部分的案例起初被判定為子宮肌瘤，但實際上卻是惡性「子宮肉瘤」（請見三十五頁）。所以，無論如何也不能說「因為是良性的，所以沒關係」。

因此，在要求子宮肌瘤患者持續「觀念改革」與「自我保健」的同時，我也會根據狀況，建議患者手術。

但是，手術後也不是說就能完全放心。

偶爾也有聽聞「子宮肌瘤復發」的情況。但實際上，這種情況並不是復發，而是在手術時，無法以肉眼確認的微小肌瘤變大了，或是新的子宮肌瘤長出且逐漸增大。

並不是在手術後身體就不會再長出肌瘤。如果繼續保有和從前一樣的生活習慣，身體就很有可能再次長出肌瘤。

日文中只有「治」這個漢字能表達從疾病中回復的意思。但是，大約在四百年前，東方醫學經典著作中也使用過「瘥」及「痊」來表達身體從疾病中復原。

這三個字的意思有些微差異：

- 「瘥」意思是快好了，代表情況有所好轉，但可能很快會再復發的狀態。

● 「痊」表示完全恢復的狀態，復發的可能性相當低。

● 「治」意思是完全治癒，表示不會再復發。

現代的「治」當中包含了「瘥」及「痊」的意思。實際上，感冒時，只要不流鼻涕、不咳嗽，就可以說是「感冒治癒了」。因此，**症狀消失、體力回復，邁向完全治癒的整個過程就稱為「治」**。

子宮肌瘤自行治癒的開端是經痛及經血過多等症狀消失的「瘥」階段，接下來會經歷「痊」階段，並邁向「治」的目標。請自己仔細觀察這個過程。

如果現在即使患有子宮肌瘤也不影響日常生活，就要努力防止未來子宮肌瘤進一步擴大及增加。

如果接受過子宮肌瘤手術，就要努力防「芽」過萌。

這種努力就是「觀念改革」與「自我保健」。

利用身體的原始機能，靠自己治癒自己的身體——本書中介紹了要達到這項目標的想法及自我保健方法。我所設計的自我保健方法，都能在工作和家務間等閒暇時間內輕鬆進行。

這種自我保健方法，我不僅用於教導來醫院就診的患者，也在演講會及線上課程中傳達給許多人知道。而且之後收到了許多像是**「子宮肌瘤縮小了」「經痛及月經過多等症狀消失了」**等不錯的回響，連我自己也相當驚訝。

無論看起來有多美麗，無論是多優秀的社會人士、妻子或母親，**暗自承受著經痛及月經過多等症狀的人生會幸福嗎？稱得上充實嗎？**

現在表面看起來還能掩飾，但如果明年、後年、五年後或者是十年後還是持續這樣忍耐，情緒就很可能會在某個點爆發。

只要花錢，或許就能改善穿著打扮和肌膚狀態。但是，**只花錢並無法找回健康的子宮狀態**。因此，如果考量到未來的生活，就有必要從今天開始，一點一點地進行觀念改革及自我保健。

為了未來的自己，是時候開始行動了。

駒形醫院院長　駒形依子

第1章 子宮肌瘤是什麼疾病？

第2章 子宮肌瘤自行治癒！

第3章 自行治癒子宮肌瘤的自我保健法

第4章 擺脫子宮問題的生活習慣

第5章 即使罹患子宮肌瘤也能康復的經驗談

第1章

子宮肌瘤是什麼疾病？

子宮肌瘤是婦科中最易罹患的疾病

子宮肌瘤是子宮內長出的良性腫瘤，也就是肌肉硬塊。和癌症等惡性腫瘤不同，並不會危及性命。

但是，**子宮肌瘤是婦科中罹患人數最多的疾病**。據說三十歲以上女性罹患子宮肌瘤的機率大約是百分之二十至三十。如果連極微小的肌瘤都包含在內，大約有百分之七十五的女性都患有子宮肌瘤。

實際上，透過手術切除的子宮肌瘤，在外觀和硬度上皆與彈力球十分相似，只不過它的形狀是橢圓形而非圓形，且凹凸不平、歪斜扭曲，大小也各不相同。

並且，大多數的案例不會只有一個，而是會有許多個子宮肌瘤（多發性子宮肌瘤），甚至長出二、三十個的情況也很常見。

附帶一提，我曾透過手術切除過最高重達五公斤左右的子宮肌瘤。患者是一名四十多歲的女性，她的體型非常纖瘦，唯有肚子相當突出，像是即將臨盆的孕婦般。

透過手術打開腹部時，小海星狀的子宮就像是沾黏在變得像達摩一樣大的子宮肌瘤上般，當下我的內心相當驚訝：「居然放置不理讓它長到那麼大了……」

子宮肌瘤受到女性荷爾蒙雌激素的影響，因此會在**生理期前夕及懷孕中變大**，而且由於子宮肌瘤在懷孕時會跟著子宮一起被拉伸，所以會變得像牛脂一樣堅硬。

接受診斷的患者中，有很多人完全不知道自己罹患子宮肌瘤，而是透過體檢的腹部超音波檢查報告才發現有子宮肌瘤。

另一方面，也有一些患者是因為如同腹部挨揍般的生理痛，以及血液在一小時內從夜用衛生棉上外漏的月經過多（經血量異常大的狀態）等症狀而困擾不已，因而在接受診斷後，發現了子宮肌瘤。

即使同樣是子宮肌瘤疾病，症狀及狀態也會因人而異，原因則和肌瘤的位置及大小有關。

罹患子宮肌瘤並不是一定會伴隨生理痛或月經過多等症狀。視子宮肌瘤生長的位置而定，在某些情況下，生理期較容易產生不適。

□即使白天也需要夜用衛生棉
□夜晚不使用褲型衛生棉就會外漏
□生理期第二天每一～兩小時就一定要更換夜用衛生棉才會安心
□生理期經血中出現直徑五公分以上的血塊

如果符合其中任何一項，請至婦科就診並接受腹部超音波檢查。

「月經過多是最佳排毒」這是很大的誤解！

那麼，首先讓我們解釋一下月經的形成。

子宮的大小在沒生過小孩時，大約是一個L號的雞蛋；而有生過小孩的子宮，則大約會是一個拳頭大。

再者，子宮主要是由平滑肌組成。肌肉的部分稱為「子宮肌層（myometrium）」，子宮肌層的內外兩側分別包覆著「子宮內膜（endometrium）」與「漿膜（serose membrane）」等薄膜。

大家都知道，子宮是讓受精卵著床並孕育胎兒的器官。當中的子宮內膜尤其重要，它就像是培育胎兒的溫床。

子宮內膜會在柔軟蓬鬆的狀態下，確實地接住受精卵（著床）。一般來說，子宮內膜每個月都會重新增生，以便能穩固地培育胎兒。而這項工程的推手，就是女性荷爾蒙的雌激素（濾泡荷爾蒙）與助孕激素（黃體荷爾蒙）。

當卵巢接收到來自大腦的指令，再從卵巢內的濾泡中分泌出雌激素，血管就會從子宮內膜下層的基底層延伸出去。上層的機能層透過這種方式獲得養分，並逐漸增厚。

另外，濾泡在排卵後形成黃體。在該黃體分泌出的雌激素作用下，子宮內膜的機能層將增厚至一～二公分左右，並會維持柔軟的狀態，等待受精卵來臨。

子宮內膜呈現柔軟蓬鬆的狀態時，受精卵一旦未著床，血液中的雌激素與助孕激素分泌將急遽減少。

因此，柔軟的子宮內膜機能層便無法再維持現況，穿過機能層的血管將會斷裂。如此一來，**沒有用處的機能層便開始剝落，與血液一同被排出子宮外，形成月經。**

實際上，即使是成年女性，也有許多人不了解月經是什麼。甚至有些人認為「從陰道排出的是子宮裡堆積的舊血」「月經是最佳排毒」等，似乎也有人認為經血量多一點比較好。

但是，這些都是很大的誤解。

有些人會把排出「不再需要」的子宮內膜這種說法轉換為「排毒」一詞，認為最好能多排出一點，但**人類體內並沒有任何一滴多餘的血液可以被用來大量排出。**

不需要的內膜單就重量而言，最多也只有十～二十克左右。排出內膜必須伴隨的出血量則平均是三十七～四十三毫升，**排出的血液若超過了這個出血量，說實話，對身體毫無幫助。**

柔軟蓬鬆的機能層從子宮內膜的基底層剝落時，就類似「啪」地一聲撕開魔鬼氈。

子宮構造及剖面圖

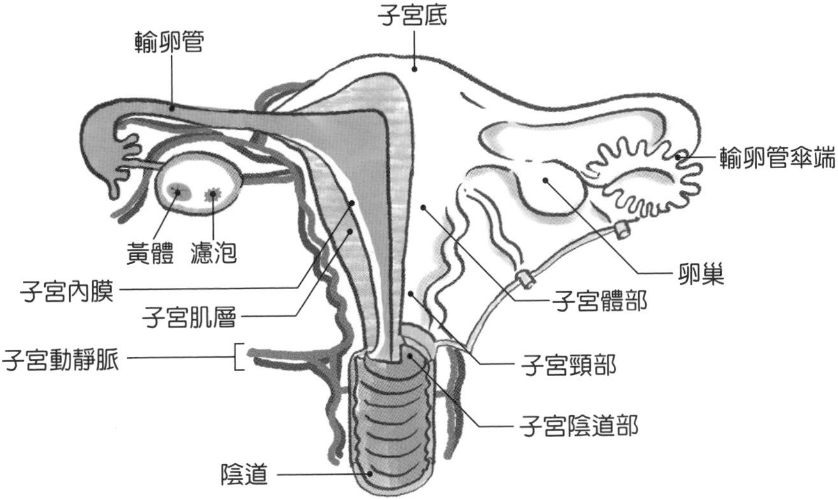

機能層剝落時，如果酵素（促進化學反應的物質）正常運作，機能層就能順利剝落。

但是，當酵素無法正常運作，情況就會變得像是魔鬼氈被卡住而無法撕開一樣，不僅需要非常用力，還要強行撕開。因此，有些地方就會被激烈且澈底地傷害。

如果機能層難以剝落，子宮內膜也會分泌一種名為前列腺素的荷爾蒙讓子宮收縮，透過強烈收縮擠壓子宮肌肉，藉此促進機能層剝落及排出。

如此一來，強行將機能層剝離後，由於機能層在各個地方被強行撕開造成了傷口，而導致了大量出血，

子宮壁構造

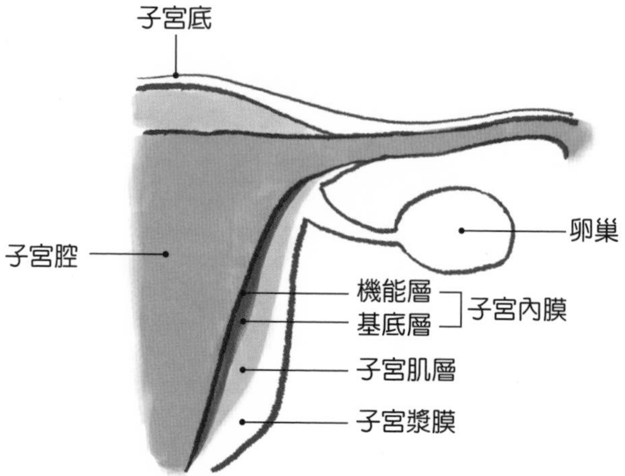

這就是月經過多的成因。

並且，一旦試圖擠壓傷口以止住出血，前列腺素就會更大量地分泌，進而導致子宮肌肉緊縮。其結果就是下腹部發生劇烈絞痛。

子宮內膜會在生理期來臨前到生理期前半階段的期間分泌前列腺素。而前列腺素的分泌會造成發燒、血壓升高、發炎等影響。

因此，**前列腺素一旦分泌過多，下腹部、腰部及頭部就會疼痛**。這就是一般經前症候群（PMS）及生理痛的成因。

此外，當子宮內肌瘤（請見29頁）、子宮內膜下肌瘤（請見31頁）向子宮內側生長，子宮內膜就會變得凹凸不平。

於是，當生理期來臨，子宮內膜的機能層剝落，子宮肌瘤便會造成妨礙，可能會導致子宮無法順利收縮，或是由於肌瘤的刺激，導致出血量變多及疼痛加劇。

如此一來，除了月經過多，可能也會引發強烈的生理痛。

即使肌瘤增大一～二公分也不必沮喪

子宮肌瘤主要是在子宮肌層中形成肌瘤芽，並在周圍的微血管處擴張、腫塊增大後出現症狀。目前在西方醫學中尚不知道其原因。

此外，在雌激素及助孕激素等女性荷爾蒙的作用下，子宮肌瘤會持續成長，並在生理期來臨時再度增大。但是，沒有人能預測子宮肌瘤會以什麼樣的步調長大，或是會長到多大。

再加上，子宮肌瘤可能是橢圓形或扭曲歪斜狀，而非理想的球形。

因此，子宮肌瘤的直徑取決於測量的橫切面。另外，子宮肌瘤大小的診斷也會因醫生而異，有時也會將幾個直徑一～二公分的小腫塊視為一個子宮肌瘤來處理，有時即使腫塊相當微小也會逐一測量。

所以，可以將一～二公分的變化視為誤差，**不須要對「肌瘤比起上回檢查變得更大」感到擔心**。

附帶一提，子宮肌瘤有可能發生「變性」，使得子宮肌瘤中的部分細胞會出血或死亡。

懷孕中，由於雌激素的分泌量增加，子宮肌瘤會突然增大。於是，中央細胞便會因血液無法到達而逐漸死亡。

發生變性時，子宮肌瘤中會聚積水分，或者變硬（鈣化）。變性後的子宮肌瘤雖然不會再增大，但變性時可能會出現疼痛或發炎，因此必須多加注意。

由於子宮肌瘤是良性的腫瘤，所以只要不妨礙日常生活，醫師就會給予「定期追蹤」的指示。

但是，定期追蹤並不等於置之不理。請務必每三～六月接受一次檢查，確認子宮肌瘤並未增大或增加。

附帶一提，有些醫生會建議：「停經後子宮肌瘤就會變小，因此可以不必再就診。」

但是我認為，正是因為停經後子宮肌瘤不會再增大，才更須要再做確認。如果**原本應該要變小的肌瘤卻增大了，就要懷疑它可能是「惡性」腫瘤**。

因此我認為，停經後每一～兩年仍需定期檢查一次。

子宮肌瘤的診斷法及種類、特徵

子宮與子宮肌瘤的大小會隨著月經週期的循環而產生變化。

生理期來臨前的高溫期，大量的血液被送到子宮內，子宮會在短時間內腫脹變大，這個時期的子宮肌瘤也會暫時增大。

因此，如果接受檢查的時機不連貫，像是上次檢查「正好是生理期前夕，而這次則是在生理期剛結束」，將難以比較出子宮肌瘤的正確大小。

如果想要確實檢查子宮肌瘤的大小，最好在生理期結束後立即進行測量。

婦科中的「內診」是以一根食指，或以食指及中指兩根指頭放入陰道內，並以另一隻手的手掌放在肚子上，在將子宮及卵巢夾在中間的同時，利用觸摸進行檢查。

只不過說實話，除非子宮肌瘤變得非常大，否則很難透過內診發現。

因此，**若想確認是否患有肌瘤或卵巢囊腫（卵巢中長出的腫瘤總稱），建議一定要接受超音波檢查**。超音波的檢查方式分為兩種，一種是將儀器放在腹部，另一種則是從陰道或肛門插入儀器以進行診斷。

一般來說，對於未發生性行為的病患會從腹部或肛門進行檢查。

此外，為了更詳盡地檢查肌瘤的狀態、大小以及確切的位置，有時也會使用核磁共振。

子宮肌瘤根據「生長的位置」可分為三大類：

①子宮肌肉中長出的「**肌層內肌瘤（intramural myoma）**」
②子宮外側長出的「**漿膜下肌瘤（subserosalmyoma）**」
③子宮內側長出的「**黏膜下肌瘤（submucousmyoma）**」

子宮肌瘤中大約有百分之六十～七十都是肌層內肌瘤，百分之二十～三十是漿膜下肌瘤，百分之十是黏膜下肌瘤。此外，如下列所述，症狀也各不相同。

① 肌層內肌瘤

肌層內肌瘤除非變得非常大，否則無法透過內診發現，只有藉由超音波檢查才能得知。因此，**肌層內肌瘤相當難以發現，也無從得知是在何時出現。**

根據肌層內肌瘤生長的方向不同，會出現不同的症狀。如果肌層內肌瘤往子宮外側生長，對生理期的影響就不會太大。

但是，如果朝子宮內側生長，子宮內膜就會變形得凹凸不平，因而引起生理痛、月經過多以及不孕等症狀。

並且，受精卵一旦著床於子宮肌瘤所在的位置，供給胎兒養分的胎盤就會在子宮肌瘤上發育完成，並在分娩前剝離，這就很有可能成為「早期胎盤剝離」。對母親及胎兒來說都相當危險，很有可能在懷孕期間需要長期住院。

這就是為什麼我會對未接受不孕治療、想懷孕，且剛發現子宮肌瘤的患者建議：「在子宮肌瘤往內側長得更大前，請盡快懷孕生產。」

②漿膜下肌瘤

漿膜下肌瘤是從包覆子宮外側的漿膜下方所長出的子宮肌瘤。因為漿膜下肌瘤是朝子宮外側生長，所以不會對子宮內膜造成影響，且幾乎不會出現生理痛與月經過多等症狀。

但是，**由於會壓迫到四周的臟器，因此如果漿膜下肌瘤長在膀胱附近，可能會頻尿；長在子宮上方或直腸附近，可能會便秘；長在子宮後方，則可能會出現腰痛等症狀。**

此外，如果認為「最近只有小腹變得突出，可能是中年肥胖」，就有可能是罹患漿膜下肌瘤。肚子中間（腹腔）的空間相當廣闊，因此肌瘤很容易增大。

附帶一提，先前提過有患者「長出重達五公斤的子宮肌瘤」，也是罹患漿膜下肌瘤。

③「黏膜下肌瘤」

子宮內側長出的黏膜下肌瘤會引發生理期不順。

子宮肌瘤可分為三大類

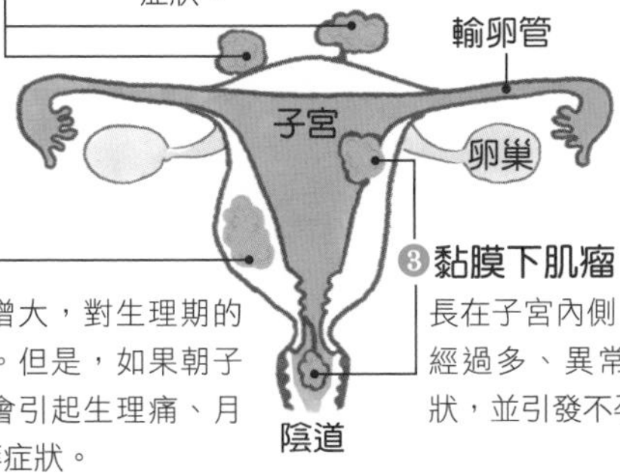
❷漿膜下肌瘤
雖然幾乎不會出現生理痛與月經過多等症狀。但如果漿膜下肌瘤長在膀胱附近可能會頻尿；長在子宮上方或直腸附近可能會便秘；長在子宮後方則可能會出現腰痛等症狀。
輸卵管
子宮
卵巢
❶肌層內肌瘤
如果朝子宮外側增大，對生理期的影響就不會太大。但是，如果朝子宮內側增大，就會引起生理痛、月經過多以及不孕等症狀。
❸黏膜下肌瘤
長在子宮內側，即使不大也會造成月經過多、異常出血、經期過長等症狀，並引發不孕
陰道

即使肌瘤小到只有直徑一公分左右，也會不斷刺激子宮內膜，因此容易出現月經過多、異常出血（月經以外的出血）、經期過長（不會痛但持**續長時間少量出血的月經）等症狀**。

黏膜下肌瘤無論大小，只要位於子宮內部，就會造成月經過多的症狀，並阻礙受精卵著床，且引發不孕。**因此，一旦發現黏膜下肌瘤，建議立刻動手術**。

原因就是，說實話比起手術的負擔，**月經過多造成的失血量，在日常生活中帶給身體的負擔反而更重**。

再加上，還有停經前後的更年期患者中常見的「肌瘤分娩」。肌瘤分

娩是指因流向子宮的血液減少，導致供給黏膜下肌瘤養分的血管破裂，肌瘤逐漸從子宮內部剝落，並被排出體外的症狀。

剝落的肌瘤對於身體來說就只是異物，因此，子宮會強烈收縮以將其排出。但有時肌瘤無法順利排出，就會被卡在子宮入口，無法靠自己的力量排出。

此外，有時會因子宮強烈收縮以試圖止住剝落部分的出血，而引發陣痛。

黏膜下肌瘤在直徑三公分以下時，可利用子宮鏡子宮肌瘤切除手術（請見四十二頁）將器材從陰道放入子宮進行切除，但一旦超過三公分，可能就無法完全清除，或是沒辦法藉助手術一次解決，如此一來就必須要開腹。

因此，我建議**黏膜下肌瘤在增大至三公分之前要儘早進行手術**。

子宮內膜異位症、子宮內膜與子宮頸息肉、子宮肉瘤的差異

子宮肌瘤併發其他子宮疾病的案例並不少見，因此，在此針對其他疾病簡單

做個說明。

●子宮內膜異位症（Endometriosis）

子宮內膜異位症指的是子宮內膜組織在子宮內側以外的地方生長。

包含子宮內膜侵入子宮肌層中增生的「子宮肌腺症(Adenomyosis)」、經血堆積於卵巢內的「巧克力囊腫（chocolate cyst）」，以及在子宮外側及卵巢等處增生的「骨盆腔子宮內膜異位症（Pelvic endometriosis）」。

此外，雖然大多數子宮內膜異位症是在骨盆內的腹膜及卵巢等處被發現，但也有生長在遠離子宮的肺部及腸道等地方的「異位性子宮內膜異位症」。

子宮內膜異位症在生理週期時會受到雌激素影響，在子宮內側以外的地方，發生子宮內膜組織增生、出血以及發炎等症狀。因此，每次生理期都會重複發炎，導致臟器沾黏，症狀不斷惡化。

更詳盡的說明可以參閱我的著作《子宮內膜異位症可以自行治癒》（暫譯。子宮內膜症は自分で治せる，マキノ出版）一書。

●子宮內膜與子宮頸息肉

子宮內膜的細胞異常增生，子宮內側突出的物質就是「子宮內膜息肉（endometrial polyp）」，大多數都是良性。

透過超音波診斷時，子宮內膜息肉看起來和黏膜下肌瘤非常相似。因此，核磁共振對於明確診斷出子宮內膜息肉相當有幫助。

此外，子宮入口長出的息肉則稱為「子宮頸息肉（cervical polyp）」，大小約三～十公厘。

和子宮肌瘤一樣，如果沒有自覺症狀，醫師一般就會給予定期追蹤的指示。但當有不正常出血或是月經過多的情況，就要切除息肉。

●子宮肉瘤（uterine sarcoma）

子宮肉瘤是外觀和子宮肌瘤極為相似的惡性腫瘤。子宮肉瘤主要可分為「癌肉瘤」「平滑肌瘤」「子宮內膜基質肉瘤」三大類。

超音波檢查無法區分出惡性子宮肉瘤與良性子宮肌瘤的差異，即使以核磁共振檢查，大多也無法辨別，惡性子宮肉瘤是一種**多數得透過術後的病理檢查（以**

子宮內膜異位症的種類及息肉

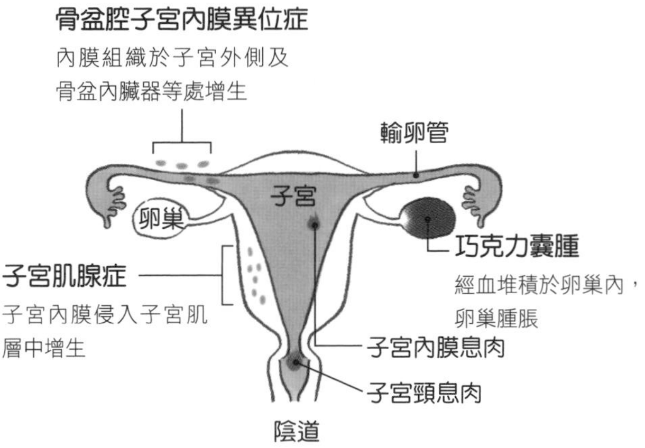

診斷疾病和調查原因為目的的檢查）才能被診斷出「其實是子宮肉瘤」的疾病。

由於是否懷疑是肉瘤的診斷相當重視肌瘤增大的速度、血液採樣數據以及治療過程，所以，要就必須定期到醫院檢查。

較大的子宮肌瘤據說大約有0.5%是子宮肉瘤。但即使是較小的子宮肌瘤，也有可能是子宮肉瘤。因此，只有術後的病理檢查才能明確診斷。

如果經過診斷後，確定是子宮肉瘤，不僅是子宮，包含卵巢、輸卵管、淋巴結等在內都有可能必須以手術全數切除，或是投以抗癌藥劑進行治療。

關於子宮肌瘤的藥物療法、荷爾蒙療法與手術

我再重申一次，子宮肌瘤是良性腫瘤。因此，除非症狀已經干擾到日常生活，基本上，我並不建議也不會替患者進行手術。

另一方面，被建議做手術的患者，同樣要注意到雖然自己已經適應現在的狀態並正常過生活，但以一般的角度看來或許「並不是正常狀態」，這點很重要。

子宮肌瘤通常會按以下順序進行治療。

①鎮痛劑
②中藥
③低劑量口服避孕藥、黃體素荷爾蒙製劑（假性懷孕療法）
④GnRh療法（假性停經療法）
⑤手術

上述選項根據患者的生活計畫及希望不同，會有很大的差異。

另外，從①至⑤的數字愈大，子宮肌瘤的治療效果就愈好，同時更容易出現強烈的副作用，費用也更高。

①鎮痛劑

當子宮肌瘤患者出現生理痛，醫師會開立鎮痛劑作為對症療法（暫時緩解症狀的治療方法）。

疼痛劇烈時，使用鎮痛劑並非壞事。只不過，**大多數的鎮痛劑都是「解熱鎮痛劑」，同時具有讓身體降溫的作用**。當身體的寒氣聚集起來，血流就會變得不順暢，且容易引起疼痛，可能會因此造成惡性循環。

但並不是說為了不讓身體變寒，疼痛時也最好不要吃鎮痛劑。

肌肉一旦因為疼痛強烈收縮，血流就會變得不順暢，嚴重時還會冒冷汗。此外，若睡眠變淺，身體也容易寒冷。

重點在於，**不要只依賴鎮痛劑**。

鎮痛劑吃得愈多，身體就會聚集愈多寒氣。因此，服藥期間請從體外溫熱身體，或是採取從體內溫暖身體的自我護理（請見八十六頁），以防止每個月寒氣的聚集。

②中藥

針對子宮肌瘤伴隨的生理期不順及月經過多等症狀，可以開立中藥，有些診所有包含健保給付。

東方醫學認為，組成身體的「氣、血、水」（請見五十九頁）中，血液堵塞的「瘀血」是造成生理期不順的原因之一。此外，黑眼圈、腹脹、便祕以及痔瘡也都是瘀血表現出來的症狀。

婦科常用的處方藥「加味逍遙散」「當歸芍藥散」「桂枝茯苓丸」等被稱為「祛瘀劑」，具有去除瘀血的功效。

另外，有關東方醫學的觀點將會在第2章詳細說明。

中藥的種類非常多，需要知識及經驗才能進行診斷。附帶一提，針對生理痛及月經過多等症狀，除了上述三種藥物外，我的醫院也會開立其他中藥。

因此，**如果想要醫生開立適合自己的中藥，比起婦科，我更建議患者接受中**

醫內科診療。

③低劑量口服避孕藥、黃體素荷爾蒙製劑（假性懷孕療法）

低劑量口服避孕藥是包含雌激素與助孕激素等兩種女性荷爾蒙的藥物，黃體素荷爾蒙製劑則是以孕激素為主的藥物。

兩種藥物皆為服用後身體就會誤認自己懷孕而停止排卵，因此稱為**「假性懷孕療法」**。

利用這些藥物控制體內的雌激素分泌，藉此改善子宮肌瘤所引發的生理痛。此外，因為出血量會減少，也能緩解月經過多的症狀。

並且如果以四～五年為單位來服用藥物，就不會發生月經，因此在服藥期間，生理痛及月經過多等症狀也會跟著消除。

但是，由於低劑量口服避孕藥提高了血液中的助孕激素濃度，且某些低劑量口服避孕藥使用了具有利尿作用的荷爾蒙物質，所以會增加血栓（血管中的血塊）形成的風險。因此，不建議有吸菸習慣的人，或是四十歲以上、高血壓、肥胖等容易形成血栓的人使用。

附帶一提，我從十幾歲開始就不斷飽受生理痛、月經過多以及腰痛的困擾。因此，當我開始從事醫師的工作，便嘗試服用了低劑量口服避孕藥。於是，副作用讓我變得相當浮腫，體重增加了十公斤，因而不得不停藥。

當然，**副作用會因人而異，但像我一樣產生強烈副作用的人並不少**。

黃體素荷爾蒙療法方面，還有一種是非服用而是在子宮內放置器具的方式，稱為「子宮內黃體素荷爾蒙釋放系統（IUS）」。子宮內黃體素荷爾蒙釋放系統一旦放置完成，效果可持續五～八年。

由於「子宮內黃體素荷爾蒙釋放系統」是將器具放入子宮內，所以缺點是，除了自然產及子宮口較寬廣的人以外，插入時會伴隨疼痛。此外，長時間配戴在子宮內可能會引發感染，因而造成子宮沾黏，進而成為不孕的原因。

所以，我雖然會向未來希望懷孕的人說明該選項，但我個人並不想推薦它。

服用低劑量口服避孕藥或黃體素荷爾蒙製劑期間，基本上無法懷孕。雖然只要停止治療，生理週期就會回復到治療前的狀態，但與此同時，也很有可能回到服用前生理痛及月經過多的狀態。

因此，**這兩種方法都只能算是對症療法，如果想要確實治療，最重要的還是**

從根本開始重建身體。

④GnRh療法（假性停經療法）

GnRh（促性腺激素釋放激素）是由間腦的下丘腦所分泌，藉由中止GnRh的運作，讓卵巢功能下降並停止排卵，以控制體內的雌激素分泌。由於與停經的狀態相同，所以又稱為「假性停經療法」。

手術前有時會使用GnRh療法以縮小子宮肌瘤並改善貧血。GnRh療法所使用的藥物中，包含有「GnRh活化劑」以及「GnRh拮抗劑」。

兩種藥物的差別如下：

GnRh活化劑的投放可以選擇注射或鼻滴入法，但如果採用注射治療，會引起骨質密度降低等副作用，因此無法實行長達六個月以上的投放。

此外，GnRh活化劑在投放後，雌激素分泌量會短暫激增，有可能引發異常出血。

另一方面，ＧｎＲｈ拮抗劑則屬於口服用藥物。**不過，服用ＧｎＲｈ拮抗劑可避免骨質密度降低等副作用，最長可進行六個月的治療。**

附帶一提，ＧｎＲｈ拮抗劑據說引發異常出血的可能性很低，但口服藥物的有效性取決於腸道的吸收率，因此，如果患者有便祕或腹瀉的問題，造成吸收率降低，就有可能引發異常出血。

採用ＧｎＲｈ療法投放藥物時生理期會停止。投藥結束後，當生理期再度來臨，可視情況調整。如果症狀尚未好轉，就能考慮再次投放藥物。

但是，皮膚乾燥、頭髮稀少以及陰道濕潤度降低等副作用可能會非常明顯。此外，部分患者可能會出現心火躁動等更年期症狀，因而無法繼續服藥。

可以說，**每個人的使用目的及使用時間都不相同。**

⑤手術

子宮肌瘤手術包含只去除子宮肌瘤的「**子宮肌瘤切除術（myomectomy）**」，以及取出整個子宮「**單純性全子宮切除術（全摘）**」。

再加上其他手術，患者有相當多種選擇。

首先，進行子宮、卵巢手術時，有以下幾種方式。**選擇何種方式將視手術目的及手術部位而定。**

- **經腹式（transabdominal hysterectomy, TAH）**，從腹部進行開腹手術
- **經陰道式（transvaginal hysterectomy, TVH）**，從陰道進行手術
- **腹腔鏡**，在腹部上數個地方切開小切口
- **子宮鏡**，插入直徑三公厘～一公分的子宮用內視鏡（子宮鏡）進行手術

如果進行只消除子宮肌瘤的子宮肌瘤切除術，未來仍有可能懷孕。但是，由於子宮會在手術時受損，生產時強烈建議患者採用剖腹產。

單純性全子宮切除術會切除子宮本身，所以無法再懷孕。當然也不會有再長出新子宮肌瘤的風險。

無論是子宮肌瘤切除術或是單純性全子宮切除術，都須要住院七～十天左右，並且大約需要一個月的時間恢復到正常生活。

子宮肌瘤切除術的其中一種方式為「**UAE（子宮動脈栓塞術）**」。

「子宮動脈栓塞術（uterine artery embolization）」是一種截斷供給子宮肌瘤

養分的血管，讓子宮肌瘤壞死的方式。這種手術會從鼠蹊部放入導管（醫療用管），因此傷口非常小，且住院時間短。但也有因壞死的組織發炎導致出院後發燒、腹痛並引發感染的案例。

另外還有「聚焦超音波燒灼術（Focused Ultrasound Surgery，簡稱FUS）」（又稱「海扶刀」），這是一種將超音波聚焦在腹部的子宮上，並加熱燒灼子宮肌瘤，讓其壞死的方式。因為只是將超音波聚焦在子宮上，所以不會造成傷口，但每次治療都需耗費三～六小時（此種手術，目前臺灣健保並不給付）。

「聚焦超音波燒灼術」與「子宮動脈栓塞術」相同，術後可能會引起發燒、腹痛與感染。

兩種方法都可以留下子宮，因此也都還能懷孕，同時還有不須經歷「失去子宮」的失落感等優點。

但是，除了手術設施有限，還是有發燒、感染、不孕以及流產的風險。因此還希望能懷孕的患者幾乎不會採用該方式。

生理期依賴藥物是異常狀態！

有許多患者認為，子宮肌瘤＝良性腫瘤，因此不希望進行藥物治療及手術。當中也有患者表示，「完全不想使用西藥」，想到藥物的副作用，我便能理解她們的感受。

但**當我在接受患者的諮詢後，如果判斷「有其必要性」，我就會向患者提出藥物治療或手術等選項。**

如果推測劇烈的生理痛是子宮肌瘤所導致，並且晚上因為疼痛而無法入睡，體力跟元氣就很容易消耗殆盡。若一直持續這樣的狀態，為了讓身體復原，就須要使用鎮痛劑。

此外，月經過多造成貧血時，由於氧氣和養分無法分配給全身細胞，我除了會開立數個月的低劑量口服避孕藥，將生理期的出血量降至最低限度，也可能會進行貧血治療。

而且，即使是非常小的黏膜下肌瘤也會造成嚴重的月經過多症狀，因此，如果發現黏膜下肌瘤，我會建議患者儘快進行手術。

利用鎮痛劑與低劑量口服避孕藥進行治療時，「患者本身該做什麼？」是藥物治療的重點。

說實話，我並不建議患者只是因為鎮痛劑止住了疼痛，就在生理期照常工作及做家務。

生理期可以說是內臟器官子宮受損、出血的「內臟受損」狀態，而月經過多就是子宮大量出血的狀態。

如果內臟受損卻還是像往常一樣行動，體力就會耗盡，且動得愈多就愈痛，出血量也愈多。而出血量增加就會造成脫水、子宮組織乾燥，導致下一次生理期時疼痛及月經過多等症狀加劇，陷入無止盡的惡性循環。

雖然是我自己的經驗，但患者**對藥物通常會有心理上的依賴性**。

在我還是實習醫生時，正是為生理痛所苦的時期。當時我一定會把鎮痛劑放在白袍的口袋。一旦我把手伸入口袋內，發現忘了放鎮痛劑時，就會陷入輕微恐慌的狀態，擔心「該怎麼辦才好……」沒有鎮痛劑就不禁感到焦慮。

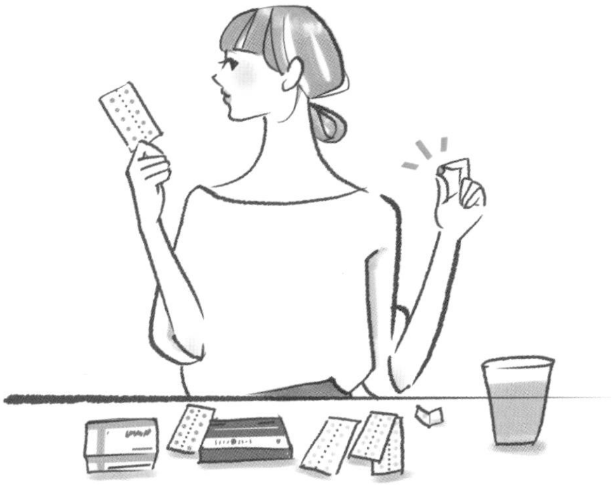

可以服用鎮痛劑但不能依賴

我經常看見和過去的我一樣對藥物嚴重依賴的患者。

沒有藥物就會被生理期相關症狀左右，無法正常工作、做家務、談戀愛，這樣不是很奇怪嗎？

我認為，在緊急情況下等限定期間內使用藥物，症狀消退時仔細思考生理痛及月經過多的原因，試著改變自己的日常生活並擺脫藥物，才是本來該有的用藥方式。

我偶爾會聽到有些患者說：「藥物沒效了。」但這並非是用的鎮痛劑有什麼變化，而是因為患者本身狀態惡化，藥效難以發揮。

低劑量口服避孕藥並不會改變身

體本身的狀況，以及造成生理痛及月經過多的根本原因，因此一旦停藥，就會再次為生理痛及月經過多而苦惱。

藥物治療終究只是對症療法。正因為這是一段疼痛緩解的時間，所以必須改變生活習慣及觀念，從根本開始重建身體。

藥物及手術都只能擺脫現在正在發生的不適症狀。說實話，我們醫生能做的就僅止於此。

之後，是否會再次重複經歷相同的事情、相同的症狀以及相同的狀態，都取決於每位患者如何面對自己的身體。我希望各位能在此基礎上，仔細思考該接受什麼樣的治療。

手術完並未結束！重建身體以預防肌瘤！

目前為止，說明了子宮肌瘤的一般療法及手術方式。

手術後由於子宮損傷，所以最少必須避孕一年。一旦懷孕，隨著胎兒增大，子宮也會跟著逐漸被拉伸。因此，手術的部位會變薄，子宮將隨之裂開，引發「子宮破裂」的危險性就會提升。所以，手術後到**懷孕前的期間，必須儘可能減少出血以修復子宮創傷**。

有時會聽到患者表示：「明明接受了手術，子宮肌瘤卻再度復發。」**子宮肌瘤並不是切除後就沒事了，如果保留了子宮，還是有可能再次長出子宮肌瘤**。

基本上，手術只切除了眼睛可見和可觸摸到的肌瘤。無法切除看不到也摸不出來的小顆肌瘤。

有些人會將手術時看不到的肌瘤隨著時間逐漸變大的情況視為「復發」。能夠透過超音波檢查或是核磁共振影像診斷找出的肌瘤，至少要有五公厘。

像這樣，子宮中存在許多五公厘以下像是肌瘤種子般的東西。

手術中不會勉強切除五公厘或一公分的肌瘤，所以說實話，我認為想要一次手術就根除所有肌瘤非常困難。即使全數切除了，也只是指切除了一公分以上、在可見範圍內的肌瘤。

我認為，這就是為什麼只要患者繼續過著和以往同樣的生活，子宮肌瘤就會再次出現的原因。

目前的狀態是「如果這樣生活就會長出肌瘤」，那就只有一種解決方法。雖說已經拜託清潔人員把房間打掃乾淨了，但是，在那之後屋主是否會保持整潔、不隨便弄亂房間，那就因人而異了。

所以，重點在於去思考「為什麼子宮肌瘤變大了？」「為什麼會長出來？」「為什麼這麼容易長出肌瘤？」並改變生活習慣及觀念。

以生活習慣病之一的高血壓來說，即使吃了降血壓劑，也要謹記減少鹽分攝取及改變飲食習慣，並進行適度的運動。而最終目標應該是，即使不使用任何藥物，也能維持穩定血壓的狀態。

我認為，無論是子宮肌瘤、生理痛還是月經過多，都是不良習慣累積所導致的生活習慣病。因此，最重要的就是改善生活習慣及觀念。

順帶一提，切除子宮後，陰道壁及膀胱可能會下垂，並會出現像是有東西卡在胯下的不適感及壓迫感，陷入「陰道脫垂」的狀態。

這些現象統稱為「骨盆腔器官脫垂」。與手術前相比，手術後，血流會大幅減少，因此只要一不注意，組織就會迅速萎縮。

所以手術必須鍛鍊遍布於骨盆底部的骨盆底肌群，以預防因萎縮而導致骨盆腔器官脫垂及漏尿。

像這樣，無論是否接受治療或手術，實際上還有相當多的事情希望子宮肌瘤的患者們能實行。

因此，請先重新審視自己的生活習慣。讓我們回顧一下自己平常的行為：「生理期時即使身體不舒服，是否依舊勉強自己去學校或工作？」「自己是否過度依賴鎮痛劑？」

然後，從現在開始請正視自我。希望懷孕嗎？想要留下子宮嗎？即使沒有子宮也沒關係嗎？請根據自己的年齡和情況，選擇出不會讓自己後悔的答案。

「並非立刻就想要小孩，但總有一天會要……」「如果情況更加惡化，就一定會做手術……」沒有時間繼續拖延，即使是將來，也是自己的人生，請認真思考並給出答案！

自我保健能夠減輕生理痛、月經過多等症狀，不要放著自己的身體不管，努力實行自我保健將有助於控制子宮肌瘤惡化及其他疾病。

雖然西方醫學中將子宮肌瘤的發生視為原因不明，但東方醫學中卻說明了子宮肌瘤的成因。

下一章中，我們將以東方醫學的觀點為基礎，解釋子宮肌瘤這種疾病的特性，以及自我治癒的方式。

第2章

子宮肌瘤自行治癒！

子宮寒冷的原因出在雙腿、腸道及壓力！

以子宮肌瘤為首，生理痛、月經過多（經血量異常多的狀態）、陰道分泌物困擾等，飽受子宮相關症狀困擾的患者實際上都是因為**子宮寒冷**。

子宮是由肌肉組成，因此和身體其他部位的肌肉一樣，寒冷時組織會變硬，細胞功能也會下降。此外，由於細胞寒冷，生理期來臨時，酵素剝離子宮內膜的運作效率自然也會降低。

我想很多人都知道，酵素最有效作用溫度是37℃上下。**如果酵素無法正常運作，子宮內膜就無法順利剝落，因此會在肌肉層造成很深的傷痕。**如此一來，深度受損的組織會引起更多的出血，因而導致月經過多及貧血等症狀。

子宮出血只能透過子宮收縮來停止。

為了防止失去大量對身體來說相當重要的血液，子宮會更用力收縮，收縮的次數也會增加，藉此拚命止血。這就是為什麼生理痛會加劇的原因。

如果生理期時子宮無法順利收縮，就無法順利止住子宮肌層的出血，並會導致月經過多，以及長時間不停出血的經期過長。

我認為子宮寒冷的主要原因就是**「雙腿及腸道寒冷」**。

在人體構造上，從心臟送出的血液，會先繞到腳趾，然後再回到子宮。因此，如果腳踝和腳趾發冷，繞經此處的血液也會變得寒冷。

並且，這個寒冷的血液會再次返回子宮，結果子宮就會變得愈來愈冷。

此外，腸道是人體中最長的器官，也是面積第二大的器官。據說如果將人折疊在一起的大腸內壁垂直展開，大約會有網球場一半的面積。

子宮被腸道從四面八方包圍。這就是為什麼**我們要努力避免腸道寒冷**的原因。我會建議患者飲用比常溫溫度更高的飲品，以避免腸道及子宮寒冷。

但是，也有人因為服用了熱的東西，身體就變得寒冷的狀況，所以並不是只要攝取熱的東西就可以了，一定要特別注意。

另外，陰道是與子宮入口直接接觸的組織，因此也不能忽視陰道的寒冷。

如二十三頁的圖所示，陰道在子宮口略後方與子宮相連。因此，子宮入口的溫度很有可能隨著陰道的溫度變化。

陰道的長度大約為十公分。但陰道組織和腸道一樣，只要完全拉開黏膜的皺褶，面積就會相當驚人。

容易有陰道分泌物困擾的患者，陰道寒冷的可能性可以說相當高。陰道若寒冷，將導致子宮也跟著寒冷，或者是子宮先變冷後，陰道也變得寒冷。兩種可能性都有。

無論是何者，要做的事情都一樣。**提早一秒也好，請儘快改善寒冷！**

而且，身體寒冷的原因不僅來自外部。

最麻煩的是「身體內部」的寒冷。身體內部的寒冷是在不知不覺中一天天地潛入我們的生活中。

日常生活中，經常會有肌肉變得緊繃、僵硬，身體變得寒冷的情況。其中之一就是「由於壓力而持續緊張的時候」。

當然，很多時候我們會因為環境以及人際關係陷入緊張狀態。但是，大多數的子宮肌瘤患者，**會習慣認為所有事都是「自己的錯」，並責備自己**，所以不是只有在被別人指責的時候才會有壓力。

自我責備對自己來說才是長期的壓力，因為總是把額外的力量施加在自己身上，所以肌肉總是處在緊繃的狀態。而且，不論是別人或自己所造成，一旦因為各種壓力導致全身肌肉緊繃，血管就會不斷收縮，血流情況也會變差。**我們的身體很溫暖是因為血液是暖的**。如果血液無法順利傳送到細胞中，身體就會逐漸變冷，細胞最終也會萎縮。

要讓溫暖的血液在體內循環，肌肉就須要反覆地收縮和放鬆。因此，要讓肌肉放鬆，最重要的就是騰出時間紓壓及放鬆。

請努力刻意減少身體處於緊繃狀態的時間，打造不再寒冷的身體！

活化陰道、子宮與腸道的正常菌叢

和子宮中的酵素一樣，陰道的「正常菌叢（normal bacteria flora）」與體溫密切相關。

正常菌叢就是平常居住於身體裡的微生物，據說大腸中大約存在有一百兆個正常菌叢，皮膚中每平方公分就有十～二十萬個正常菌叢，而陰道內則有數兆個正常菌叢。

維持陰道內正常菌叢的平衡，就能防止細菌從外部入侵，讓陰道保持健康。

此外，過去有人說子宮是無菌的，但在二〇一二年後，已經證實子宮內存在著許多正常菌叢，居住在子宮中的各種正常菌叢被稱為「子宮內菌叢」。還有一種說法則是認為「子宮內菌叢」與受精卵著床密切相關。

在子宮內菌叢的研究中，有一項顯示「陰道中正常菌叢反應」的數據。照數據看來，如果陰道的正常菌叢失去平衡，就可以說子宮內菌叢也會失去平衡。

正常菌叢的最有效作用溫度和酵素一樣是37℃上下。

因此我認為，**保持陰道溫暖及保持正常菌叢的平衡相當重要**。

一般認為，陰道的正常菌叢狀態關係到腸道的正常菌叢，腸道的正常菌叢又與免疫功能密切相關。近來，建議服用名為乳鐵蛋白的糖蛋白，以平衡正常菌叢的資料皆陸續出現。

我認為不要忽視胃痛、胃脹氣、便祕、以及腹瀉，並保持腸胃暢通，對於改善子宮狀態也相當重要。

當陰道和子宮變暖，酵素也會開始運作，生理期時，子宮內膜就能順利脫落。最終，生理痛及月經過多等症狀預計也將獲得改善。

「氧氣」「水分」「睡眠」可拯救子宮！

那麼，現在開始讓我們以東方醫學的角度來解說子宮肌瘤！

東方醫學中認為「氣、血、水」是組成身體的三大要素。

- **氣**是生命活動的原動力（做事的精力與心「氣」、表現出耗費「氣」力等情緒的「氣」、空「氣」等的氧氣、二氧化碳、煤氣等）。
- **血**是血液與血液中所含的養分及成分（血紅蛋白與荷爾蒙等）。
- **水**是淋巴液、汗及尿液等體液（水分、廢物）。

氣、血、水的平衡會維持在正三角形的狀態，因此，不會有像是「只有水很

「氣、血、水」是組成身體的三大要素

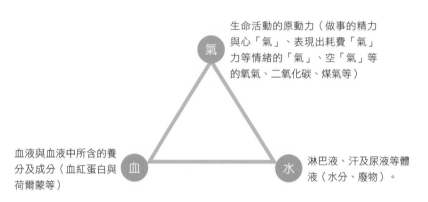

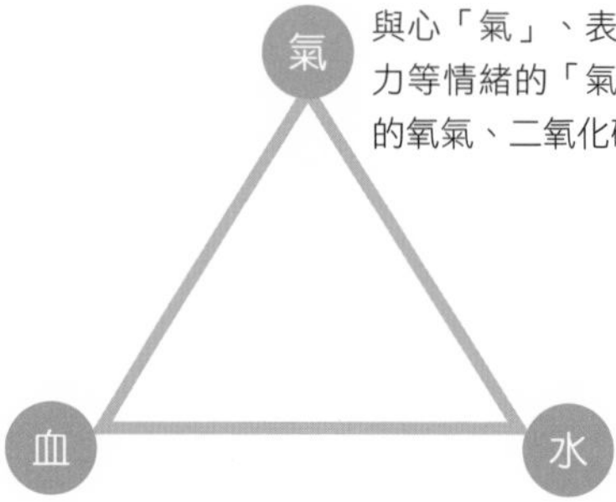

氣、血、水的平衡總是維持在正三角形的狀態，時而大時而小。

少，或是血很多」的情況。氣愈少，血就愈少；水增加，氣和血也都會增加。

東方醫學中將血量不足或血質不好稱為「血虛」，血液堵塞則稱為「瘀血」。

一般來說，女性每個月生理期來臨時，體內血量會大幅變化，因此往往會有血虛或瘀血的情況。

特別是生理期來臨前一週，由於生理期將近，血液會聚積在子宮。因此，更容易發生肩膀僵硬、頭痛、腹痛、便祕以及皮膚粗糙等，因瘀血所引發的症狀。

一般認為，子宮肌瘤患者很明顯是屬於嚴重的「瘀血體質」。

此外，月經過多就是血液這種「紅色的水分」不斷排出體外，因此出血時一定

要補水，而如果生理期過後沒有把排出體外的水分充分補足，身體也會逐漸脫水。

血液中含有許多身體需要的成分。西方醫學中將血液中的血紅素、鐵質、鐵蛋白不足稱為**「缺鐵性貧血（也就是貧血）」**。

要將氧氣運送到細胞中就需要血紅素、鐵質及鐵蛋白。在運送氧氣的賽道上，如果不具備這些成分，那就連參賽資格都沒有。

此外，要將氧氣傳送到細胞中，就必須讓氧氣與鐵質及血紅素結合。一定要有這三者結合，否則就無法運送氧氣。

但是，並不是具備氧氣、鐵質與血紅素，就能隨意將它們結合在一起。一般認為，要結合氧氣、鐵質與血紅素需要**「適度的運動」**。第3章中將介紹的自我保健方式，特別是活動骨盆的自我保健，對於有效結合這些成分尤其重要。

此處必須注意的是月經過多患者的狀況。

月經過多會造成血紅素及鐵質大量不足，可能會導致氧氣無法被順利運送至細胞中。

如此一來，**細胞就會缺氧，並容易引發疲倦、無力、氣喘吁吁、暈眩以及頭**

痛等症狀。

具有上述症狀的患者，可能是身體中的荷爾蒙以及好不容易攝取到的養分無法順利到達細胞中。

所以，如果月經過多的患者在脫水狀態時突然大量活動骨盆，可能只會傷到肌肉，而無法讓氧氣、鐵質與血紅素順利結合，也無法有效運送氧氣。

即使血液採樣數據中的血紅素值正常，該數值也只不過是一個「數字」而已。血液採樣數據中無法告訴我們，血紅數的「品質」是否好到可以順利運送氧氣及養分。

血紅素的品質，終究還是要視血液本身的功能而定，血液功能不佳就是東方醫學中的「血虛」。

女性因為有生理期，所以會有「瘀血」。同樣的道理，僅只是每月的出血，就會使女性陷入「血虛」的狀態。

血虛的程度可以透過患者的自覺症狀認定，一般認為，症狀愈多，血虛的程度就愈高。

因此，**治療子宮肌瘤必要且重要的一步，就是先改善血虛狀態與現有症狀**。

目前為止，我在外科手術後確實能感覺到，患者術後「**僅靠氧氣、水分、睡眠，身體就能迅速恢復**」。

麻醉狀態下的患者在昏睡時只吸收了加入氧氣和電解質（溶於水中就能導電的物質）的點滴。根據手術內容的不同，有時這種狀態會持續好幾週甚至是好幾個月。

但是，即使連一頓正常的飯都不能吃，只靠加入氧氣和電解質（electrolyte）的水分以及睡眠，傷口及細胞也能順利修復。我常常看見有些傷患明明連進食都是負擔，但僅靠這些就能修復重傷。實際上，我也都是給予這樣的指示。

從這樣的經驗中，我深刻地感受到氧氣、水分及睡眠的重要性。

要改善血虛，從根本開始重建身體功能，與其「添加」養分，不如先從「拿走」養分開始！

比起有機食材，首先必須強化「排出力」

「吃什麼才能治好子宮相關疾病？」

「果然最好還是食用有機食材吧？」

像這樣，我經常會被患者問到飲食相關的問題。但是我認為：「這些問題都忽略了最重要的關鍵！」

當然，明顯對身體有害的食品添加物及農藥，如果可以避免就應該要避免。但是，在現今的生活中，能夠完全避免有害物質的可能性有多高呢？難道要特別前往產地或製造地，一再確認是否沒有使用農藥？在現今社會中忙著生存的各位，負擔得起這樣的時間和金錢嗎？

不幸的是，現今的世界已經受到汙染，雨水也變成了酸雨。即使不使用食品添加物及農藥，就能輕鬆擺脫生活中的所有有害物質嗎？自來水中的氯呢？有濾水器就沒有問題嗎？真的是這樣嗎？

當然，可以的話最好儘量減少有害物質的攝取量，但比起避開有害物質，我更重視「排出力」，也就是即使身體攝取了一些有害物質，也能適當排出體外的能力。

比起只在乎自身外在的事物，像是確認食品的原料等，希望大家能更看重自己內部所具備的能力。

子宮肌瘤在西方醫學中被視為原因不明，但在東方醫學中，卻對子宮肌瘤的形成做出了解釋。

如果我們身體中的「排出力」和攝取養分的「吸收力」失去平衡，體內的血液和精力的循環就會堵塞。這種失衡的狀態與堵塞不斷累積，就會成為身體不適和生病的原因。

女性的子宮及卵巢每個月都聚集了許多血液，就很容易出現反覆累積、排出力降低的情況。

罹患子宮肌瘤的人只會自責！

身為婦產科醫師，我診斷過許多子宮肌瘤患者。我從這些經驗中得知，子宮肌瘤患者身體的排出力相當弱，同時在心理上往往帶有強烈的自責傾向、做事時過分努力，且身體總是相當緊繃。

「是我的錯」「因為我沒把事情做好」在看診過程中，也會不斷地自責、後悔。過於認真、一本正經地把自己所有精力都用在別人身上，因此減少了花在自己身上的精力，看上去身體的所有循環似乎都處於堵塞狀態。

可以說，子宮肌瘤患者本人花在自己身上的精力過分不足，導致身體陷入不自覺的瀕死狀態。過度消耗精力，然後失衡的狀態又不斷累積，導致身體受到巨大的傷害。

儘管陷入這樣的狀態，但子宮肌瘤患者幾乎每天仍在不斷責備自己：「因為我不夠努力」「都是我能力不夠……」

如果用西方醫學解釋，一旦責怪自己「都是因為我」「像我這樣的人」「我這種人」，自主神經中的交感神經就會占據主導地位。

自主神經是一種與自我意志無關，負責控制血壓與內臟運作的神經，由交感神經與副交感神經組成。基本上，身心緊繃時是交感神經較為活絡，身心放鬆時則是副交感神經占優勢。自主神經也主管體溫調節以及荷爾蒙分泌。

被他人責備時，會自然地緊咬臼齒，身體緊繃僵硬，感覺自己的身體彷彿在萎縮吧？並且，進到被子後開始煩惱「都是因為我」的那一個晚上，應該會很難入睡、睡眠變淺，甚至惡夢不斷吧！

睡眠一旦變淺，呼吸也會變淺，總而言之就是會無法順利吸取氧氣。

再加上，責備自己會讓交感神經持續處於優勢，讓肌肉過度緊繃。如此一來，血管就會收縮，讓血液變得難以循環。無論是受到別人指責或是自責，所產生的心理和身體變化都是相同的。

原本睡眠時會由於副交感神經較為活絡，肌肉較能放鬆，血管內就有大量的血液在循環，並且，會透過血管適度地收縮將氧氣與養分輸送到細胞中，因此就能讓體力恢復。

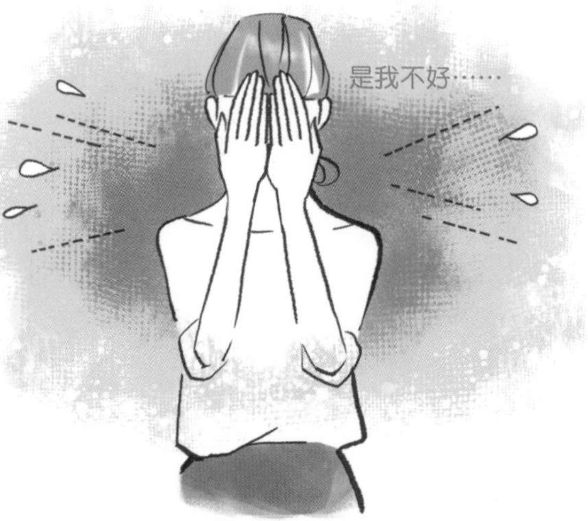

自責是導致廢物堆積的原因之一

但是，如果睡眠時一直是交感神經占優勢，細胞就會陷入氧氣與養分不足的狀態，體力便無法順利恢復。也不可能其他部位血流都不暢通，只有子宮的血流順暢。因此，子宮跟卵巢的血流當然也會惡化。

如果肌肉一直維持緊繃的狀態，血管會變得更難收縮和放鬆。無論是肌肉或血管，只要不放鬆就無法收縮，若是無法收縮，就無法運送足夠的血液到組織中。

另外，廢物流通的淋巴管本身並不會自行收縮及放鬆，而淋巴液是隨著肌肉的活動循環的，因此，如果肌肉無法正常放鬆、收縮，那廢物就也會堵塞在體內。

如此一來，無法順利排出而殘留在體內的廢物就會引發各種症狀，並慢慢地變成肌瘤。

自責是腦中無意識的行為，因此在無意識的情況下也會不斷責備自己。

另一方面，責備別人和責備自己的行為都一樣。不管是自己還是別人，如果被指責了數小時，都會變得不正常。各位可以做個測試，請試著一邊看著鏡子，一邊說出腦中對自己的看法。

各位可以忍耐幾秒？是不是很痛苦？到目前為止，各位在腦中做了多久這樣的事呢？

因此，我想鄭重告訴子宮肌瘤患者的就是，「首先請特別溫柔地對待自己」。先愛自己、對自己好而非他人，希望各位在自己身上多花些時間及金錢。

我將在下一單元中詳細說明情緒與身體間的重要關係。

優先考慮自己是改善子宮肌瘤的第一步

我們已經解釋了東方醫學中所謂的「氣、血、水」是三位一體在連動。也就是說，**「血」聚集在子宮中，這就意味著「氣」也和血液一起聚集在子宮中。**

而且我認為，每日累積的情緒也聚集在子宮中。

如果日常情緒無法順利排出，本來應該分散在全身的情緒，就會以每月一次的頻率一下子聚集在子宮中……成為「肌瘤的種子」。

生理期來臨前出現的情緒，是自己在一個月內累積的情緒。我認為PMS（經前症候群）就是這樣瞬間聚集起來，又一下子爆發的情緒展現狀態。

基本上，對許多患者來說，剛出生時的「氣、血、水」循環是維持在最佳的平衡狀態，但由於缺乏運動及睡眠不足等生活習慣還有過度煩惱，因而導致氣、血、水循環堵塞。

這種生活習慣已經成為理所當然，要在這樣的狀態下重建身體，並不能只解決身體和眼前所見的問題，而是要一併解決心理、思考、觀念等問題，才更容易獲得成效。

從東方醫學的角度來看，心理即是身體，同時認為心理健康，身體就會愈健康，身體健康心理也會愈健康。所以我認為將心理和身體一起檢查，才能以最短的時間治癒疾病。

東方醫學中將人類等大自然萬物分為五大類，並將其稱為「五行說」。五行說中將萬物分為「木、火、土、金、水」等五大要素，這五大要素間相互影響，讓季節和氣候發生變化，並形成我們存在的世界。

人體中則是以五臟「肝、心、脾、肺、腎」對應五行，五臟也和顏色、氣味及情緒相關。

五行說也會使用顏色來表達情緒，像是「震驚會使頭髮發白」「憤怒會讓青筋凸起」等。「五行系統對照表」中整理了各種五行表現形式。

子宮肌瘤是一種看起來像是彈力球的腫塊。試著查看上表中的「白色」，就會發現白色被標註與「悲傷」及「憂愁」有關。

當我看到這張表，我認為：「這些情緒非常符合子宮肌瘤患者的傾向。」

五行系統對照表

五行	木	火	土	金	水
五臟	肝	心	脾	肺	腎
五腑	膽	小腸	胃	大腸	膀胱
五色	青	紅	黃	白	黑
五志	怒	焦躁、歡喜	思	悲（憂）	恐（驚）
五常	仁	禮	信	義	智
五味	酸	苦	甘	辛	鹹

※五腑加上三焦就會成為六腑

如先前所說，大多數的患者容易感到悲傷，覺得「都是因為我」，並自責「我總是做不好」。只會責備自己，不停地責備……「明明都這麼努力了」，但自己或其他人卻都沒有注意到自己的努力，只能帶著這種悲傷及孤獨，逐漸被困在自己的殼中。並且，往往會無意識地只看自己的缺點，陷入無限循環的負迴圈。

我認為像這樣的狀態，交感神經容易在無意識中占據主導位置，氣、血、水也將因此全面堵塞。

此外，容易罹患子宮肌瘤的患者，往往無法感受到壓力。對別人來說會有壓力的事情，子宮肌瘤患者卻會認為：

「都是因為自己能力不夠」「因為自己不夠努力所以才無能為力」。

這種「無意識、無自覺」會在不知不覺中對身體造成壓力並不斷累積，所以身體裡被忽視的悲傷及憂鬱，便以白色腫塊的子宮肌瘤形式表現在身體上。

查看五行系統對照表可以看到，白色代表的情緒是「悲傷（憂鬱）」，對應的器官是「肺」。這可以解讀為如果悲傷與憂鬱過度，呼吸就會變淺，並容易陷入缺氧狀態。再加上白色所對應的「意思」是傾向為他人奉獻，只考慮到別人。

五行系統對照表確切地解釋了上述情緒與身體間的關係。

子宮肌瘤患者們為什麼要如此重視別人甚至勝於自己？

只要找出「為什麼」的答案，並改變看法及想法，應該就能逐漸停止為他人擔心，並阻止肌瘤的數量增加及增大！

因為可能不會馬上得出答案，所以就先從在生理期間，優先考慮自己的身體，並盡全力讓自己好好休息開始吧！

子宮肌瘤是患者自己長久以來，累積了混亂的生活方式與過度煩惱造成的結果。並不是突然被誰在睡夢中塞進體內造成的，完全是自己製造出來的東西，因此只能靠患者自己的力量去消滅。

將目前為止給予別人、使用在別人身上的精力用在自己身上，一點一點地融化凍結的肌瘤「冰塊」！

如果肌瘤已經變大，就須要花上相對應的時間處理。但是，還沒被發現的小肌瘤，就能自行治癒和消除。

寫下「情緒筆記」以增強排出力！

我想在這裡介紹一本「情緒筆記」。

「情緒筆記」的任務是認識自己「堆積在心裡並誘發腫塊的情緒究竟是什麼？」「自己每天在想什麼？感覺到了什麼？在心裡堆積了什麼？」

重點不是光在腦海中想著，而是要把情緒帶到外面來，讓自己親自確認。情緒筆記具有清除「不必要的情緒」這種「無形廢物」的效果，以及能知道自己平

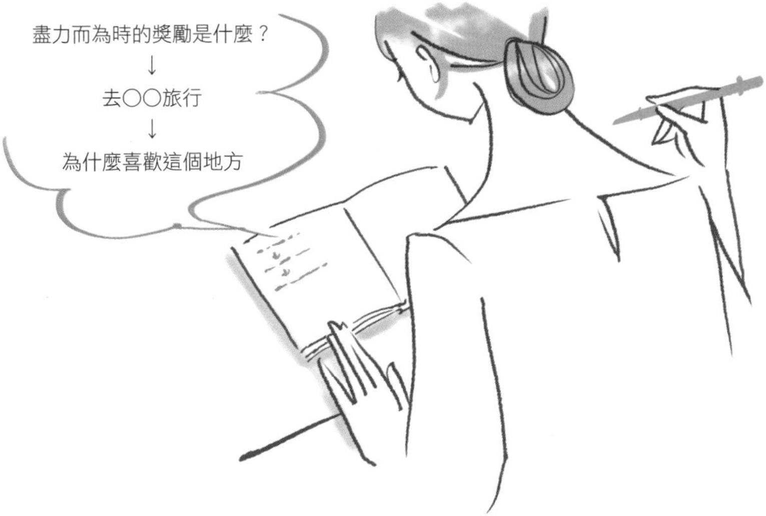
盡力而為時的獎勵是什麼？
↓
去〇〇旅行
↓
為什麼喜歡這個地方

透過寫下「情緒筆記」客觀地看待自己的感受

日的感覺和想法的作用。

只需要一本自己最喜歡的筆記本和最喜歡的筆。請為自己選擇並準備自己喜歡的文具而非適合的文具。

在這本筆記中寫下對於當天發生的事情有什麼感覺、想法，以及對某人的想法！

最重要的是用這本筆記來了解自己的情緒。

另外，罹患肌瘤的患者請不要深入挖掘負面情緒。您所要做的就是知道自己的想法。

我在前著《子宮內膜異位症可以自行治癒》中介紹了「死亡筆記」。死亡筆記的任務是透過深入挖掘自己的情緒，以及自己為什麼會這樣想、這麼認為，了解自己潛在的情緒後，再淨化它並讓它消散。

但是，子宮肌瘤患者如果一開始就挖掘出負面情緒，可能就會進入自責模式。**重點是只要「知道」自己正在感受及思考的情緒**。

如果敢於挖掘，請大量寫下可以想到的願望，像是「盡力而為時的獎勵是什麼？」「什麼事可以讓自己開心？」等。不只是有形之物，一句「謝謝」或是一個微笑也都可以。

然後，用「為什麼」這種句子詢問自己，例如「為什麼喜歡這個獎勵？」「為什麼會開心？」等，並列舉出各種原因。

子宮肌瘤患者可以說是**「善於奉獻而不善於接受」**。

即使對別人而言不合理的事自己也會去做，但在別人向自己道謝時，卻會謙遜地表示：「我真是愧不敢當。」並且，往往還會反過來責備自己：「那樣做真的對嗎？」「本來可以做得更多的。」

因此，就連自己也不知道「到底想要自己還是別人做什麼才會高興？」情緒筆記也可以用來可視化負面情緒，不過，我也希望**子宮肌瘤患者能先帶**

出自己內心深處「高興」「快樂」等正面情緒來檢視。

或許各位會出現「我真是愧不敢當」的想法。但現在妳是一個人，請暫時拋開這種感覺，只要專注於書寫就好。

只要利用情緒筆記可視化「開心」與「快樂」的情緒，心情就會逐漸發生變化，即使在日常生活中，也會自然地將目光投向開心、快樂的事物。這樣一來，心理的排出力就會增強，再艱難的時刻，也能巧妙應付。

同時不僅心理，身體的壓力也能獲得放鬆及舒緩。如此一來，**就能逐漸改善血液循環，並能順利排出造成子宮肌瘤的廢物，身體的排出力也將變得更強。**

要等到生理痛與月經過多症狀消失才能改善子宮肌瘤

只要子宮溫熱，酵素就能正常運作，順利排出不需要的子宮內膜。這樣一來，也能順利製造新的子宮內膜，不僅消除了生理期困擾、身體也會保持在容易懷孕的狀態。

如果身體像這樣具有排出力，可以將不必要的物質排出體外，體內循環就會改善，攝取必要物質的吸收力當然也會跟著提升。

無論攝取多少對人體有益的高級品，如果身體沒有準備好吸收，這些高級品就無法到達細胞中。不管買了多少高級家具，如果把它放在骯髒的房間中也沒有意義吧（笑）！首先就是要處理掉不需要的東西。

東方醫學中指出，氣、血、水的循環可以讓身心保持平衡。

只要氣、血、水的循環暢通，肩膀僵硬、身體無力、頭痛、噁心、暈眩等不適的症狀，以及生理痛、月經過多的情況都會消失。然後，子宮肌瘤腫塊也會從身體中消失。

要達到這樣的境界須要花上許多時間。**首先應該要消除現有的不適症狀，肌瘤才會發生變化。**想先消除肌瘤卻不改善症狀是不可能的事。

總而言之，**讓氣、血、水循環良好的自我保健，除了可以消除各種不適症狀，還能治療子宮肌瘤。**當然，消除上述各種症狀也能讓心理及身體做好懷孕的準備。

如果希望懷孕，重要的是增強自己的精力並創造身體的餘力，讓自己有額外的能力可以去懷孕。

懷孕就是用自己的身體培育一個或多個人，如果自己一個人都應付不過來的話，根本不會有這樣的餘力。除非先為自己儲存一些餘力，否則是無法負擔的。

因此，停止把精力耗費在責備自己及讓自己不安上吧！

附帶一提，所謂的「觀察過程」是指觀察自己生活中，每個行動帶來的變化，像是「做了這件事會變成這樣」「停止這件事會變成那樣」，然後考慮是否要繼續做同樣的事。

如果是子宮肌瘤患者，必須觀察在三個月到六個月間、六個月到一年間，採用什麼和停止什麼後，肌瘤和身體發生了哪些變化。「**觀察過程**」和「**置之不理**」是完全不同的兩件事。

說實話，要擺脫身體的不適、自我治癒子宮肌瘤或懷孕都要做很多事，如果一直將精力投注在別人身上或是感到不安或是自責，很快就會耗盡精力與時間。

一天只有二十四小時。如果將當中的八～十小時耗費在工作和家務上，剩下的十四～十六個小時就要只留給自己。我希望各位能充分利用這段時間來重整自己的身體。

第3章

自行治癒子宮肌瘤的自我保健法

如果想治好子宮肌瘤就先「用肺呼吸」

本章節將介紹能夠治癒子宮肌瘤的七種自我保健方法。在此之前，我想先談談最重要的「呼吸」。

大家都有正確呼吸嗎？

各位可能會認，「因為還活著，大家當然都在呼吸。」但實際上有很多人並沒有正確地吐氣及吸氣。

「喘氣」跟「呼吸」事實上完全不同。

近來，戴口罩已經成為一般防治傳染病的方式，但如果各位「戴著口罩也完全不會感到呼吸困難」，就要注意了。

一旦以口罩遮住口鼻，空氣的進出就會受到限制。因此理所當然地會感到呼吸困難。不會感覺到呼吸困難的人，很有可能在平時不知不覺中呼吸就已經變淺，變得「只是在喘氣而已」。

呼吸淺就代表自己在不知不覺中已陷入慢性缺氧狀態。

所謂慢性，就是身體逐漸每天一點一點地習慣在該狀態下運作。因此，只有症狀持續惡化，但本人卻未意識到自己缺氧。

氧氣不足引起的頭痛、急躁、疲倦等症狀會一點一點慢慢地出現。

如此一來，如果對本人來說，缺氧狀態變得理所當然，當察覺後就沒有藥物能有效治療了。問題在於一開始氧氣就不足，因此即使吃藥也無濟於事。

根本就在於要正確地呼吸，所以應該先從治療呼吸開始。

如果無法透過呼吸獲得足夠的氧氣，與紅血球中血紅素結合的氧氣量就會減少。如此一來，攜帶到人體細胞中的氧氣量也減少了，所有組織與器官的功能都會下降。

氧氣無法到達其他組織，卻只有子宮及卵巢充滿氧氣，這是不可能的吧？因此，子宮和卵巢的功能也理所當然地都會下降。

許多患者往往認為子宮相關疾病只是子宮與卵巢的問題，頂多想到下半身與骨盆，只會注意到這些地方。

但是，我們的身體本來就是由一個名為受精卵的細胞分裂形成，並不是透過拼湊從各處帶來的零件製作而成。

正因如此，不會是「只有這裡出問題」。**如果某處生病了，全身就都會有問題。必須檢查並重建整個身體，而不是只找出單一器官的疾病。**

現今，在世界上說到「呼吸」，大家都認定是「腹式呼吸」。但是，**將氧氣吸入體內時，是「肺」在執行必要的氣體交換。**

從鼻子吸入氧氣時，一邊打開胸廓（形成胸部的籠狀骨架），打開胸廓的同時將氧氣送入肺中。然後，讓肚子凹陷，將橫膈膜向上頂，藉此儘可能地呼出二氧化碳。

如果無法像這樣正確利用肺功能呼吸，就無法充分吸入必要的氧氣。**只有正確呼吸，才能活動到上半身的主要肌肉。**只要能夠正確地用肺呼吸，就連肩膀僵硬應該都能改善。

而且如果能夠用肺呼吸，血液跟淋巴液的循環也能獲得改善。如此一來，除了二氧化碳，也能確實排出廢物。

透過從大氣中吸收「清氣」，在體內產生氣並讓它循環，再呼出廢物「濁氣」，這一連串的循環在東方醫學中就稱為「呼吸」。

負責這項工作的就是五臟中的肺。當然，若是肺部衰弱了，就意味著排出力也將降低。

並且如七十二頁中所介紹到的，根據「五行系統對照表」，子宮肌瘤的顏色是白色，而白色一欄對應的五臟則是「肺」。白色同時也對應了五志中的「悲（憂）」、五常中的「義」。這些就代表了易於罹患子宮肌瘤的患者容易累積的情緒。

「這麼努力卻沒有用，是因為我還沒有竭盡所能。」

「沒有成功是因為我能力不足。」

「有什麼地方做錯了吧？一定是我的錯。」

「只要我努力總會有辦法。」

如果再誇張一點，就會變成「這麼努力了卻沒用，為什麼只有我會這樣……」不知不覺中，身體會充滿悲傷與寂寞的情緒。然後，不知道從何時開始，全身就變得過度緊繃，導致呼吸愈來愈淺。

呼吸愈淺，睡眠就愈淺，而如果無法熟睡，身體就無法恢復。讓我們打破這樣的惡性循環吧！

以子宮肌瘤患者為首，飽受生理痛、月經過多（經血量異常大的狀態）、下腹部及腰部疼痛、頭痛、情緒焦躁等症狀困擾的患者，請先重新審視平常的呼吸，試著正確呼吸！

那麼，讓我們依序介紹七個自我保健方法！

自我保健①
肺呼吸伸展

報告成效

- 改善肩膀僵硬
- 身體迅速變暖
- 呼吸變深沉

期待成效

- 改善血液與淋巴液循環（尤其是上半身）
- 改善頭痛
- 改善肩膀僵硬
- 改善失眠
- 改善背部鬆弛

位於胸部的淋巴結與廢物的排出密切相關。由於腹式呼吸幾乎不會活動到肩膀周圍、胸部及背部的肌肉，因此，難以刺激到淋巴結，導致無法提升排出力。

首先，負責交換二氧化碳和氧氣部位的是肺部。腹式呼吸會讓腹部膨脹、凹陷，和肺部並沒有直接的關係。

因此，呼吸時請注意使用肺部，並確實活動肺部周圍的肌肉吧！最適合用來練習的自我保健方法就是「肺呼吸伸展」。

進行「肺呼吸伸展」前，請先完成「預備體操（請見八十八頁）」及「意象呼吸（請見八十九頁）」。

即使只有完成預備體操，肩膀及胸部周圍的肌肉也能放鬆，呼吸也會變得深沉。接著，完成意象呼吸後，就可以開始進行「肺呼吸伸展」。

即使是在專注於工作而喘不過氣後進行一次也好，請嘗試看看意象呼吸吧。此外，在進行「骨盆伸展（請見九十一頁）」前或睡前，只要練習三次左右的意象呼吸，身體就會變得溫熱，並且更容易進入深沉睡眠。

長時間使用電腦及手機後，練習肺呼吸伸展將深具功效。

預備體操的做法

❶舉起雙臂，雙手在頭部上
方交叉後，將手掌朝上。
※手臂放在耳後

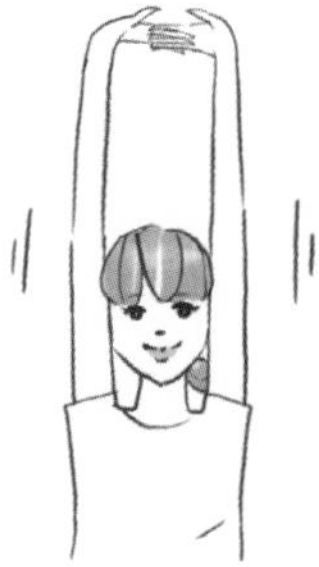

❷雙手往身體左上方伸出，
舒適地伸展右側約三秒。

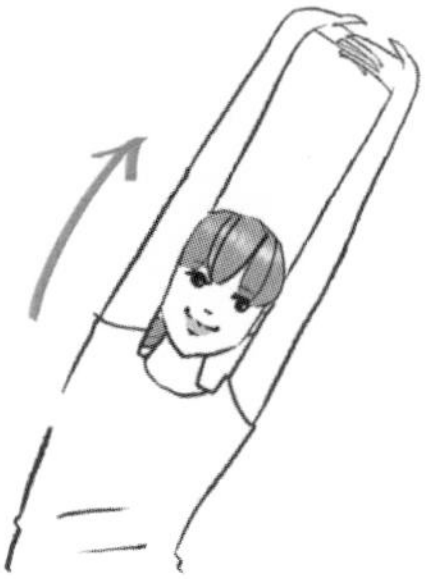

❸雙手往身體右上角伸出，
舒適地伸展左側約三秒。

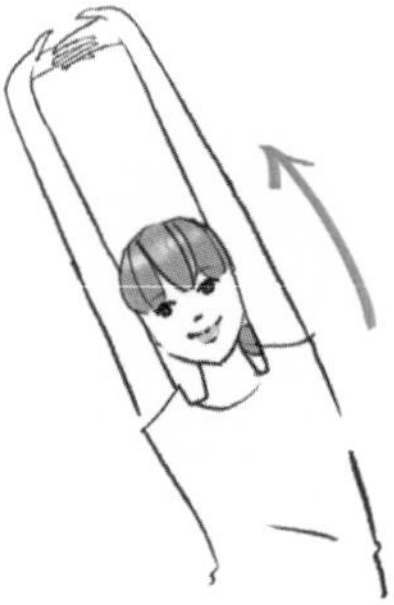

意象呼吸的做法

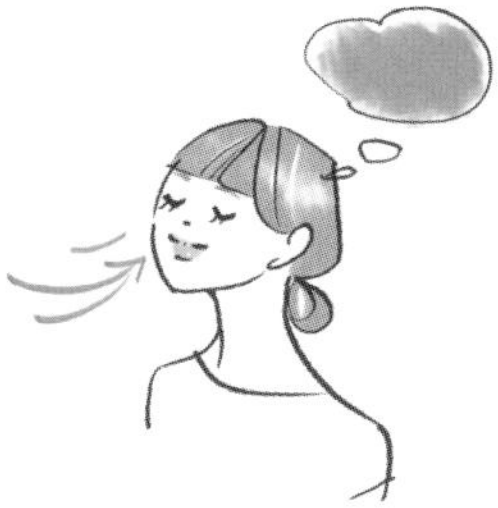

❶除了黑色以外，在腦中想著自己喜歡的顏色，想像「眼前空氣中含有的氧氣帶有自己喜歡的顏色」，透過鼻子緩慢吸氣，直到肺部變得飽滿。

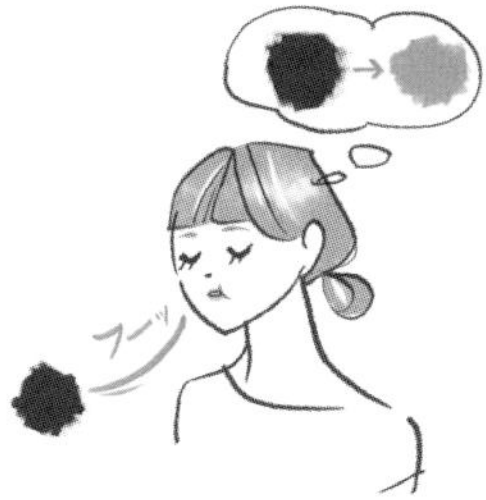

❷想像用帶有自己喜歡顏色的氧氣，來代替體內累積的所有黑色東西。像要排淨所有黑色東西般，從口中緩慢吐氣。

肺呼吸伸展的做法

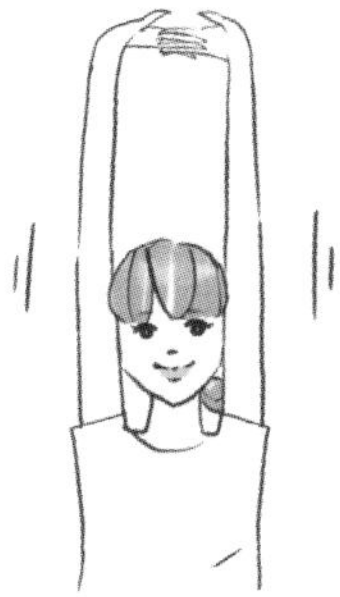

❶舉起雙臂，雙手在頭部上方交叉後，將手掌朝上。

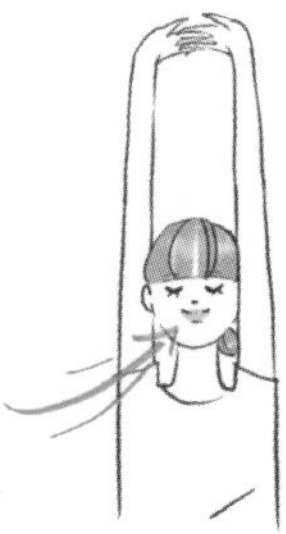

❷敞開胸膛的同時，透過鼻子緩慢吸氣，讓肺部鼓起。

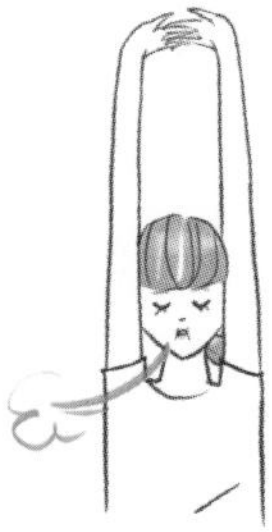

❸從口中緩慢、深長的吐氣，將氣吐盡。

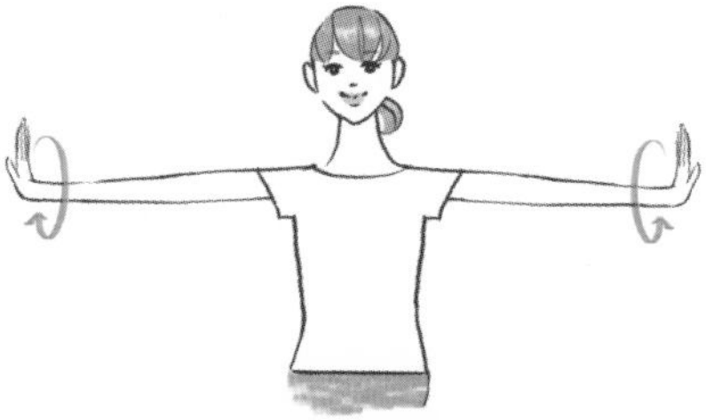

❹把手臂降至肩膀的高度後向左右伸出，由前往後轉動手掌畫圓約10次。

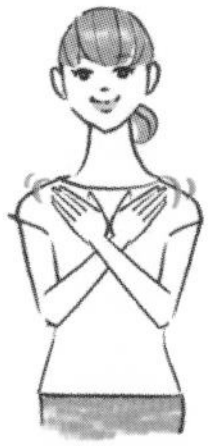

❺放下手臂，轉動肩膀數次後，將雙臂交叉在胸前，把手放在感到不適或疼痛的地方輕揉使其放鬆。

實行肺呼吸法的患者以及參加課程的每個人，都表達了「身體立刻就變溫熱」的感想。

如果認真進行肺呼吸伸展，就能充分活用到肺部，因此，只要練習一次就很容易感到喘不過氣。我自己只做了三次肺呼吸伸展，就感到：「好難受，好像快死了！」

換句話說，若「不管做了幾次肺呼吸伸展都能輕鬆完成」，就證明了各位沒有正確吐氣。那麼，就請先確實練習預備體操及意象呼吸吧。

理想的情況是最後可以一邊進行「陰道訓練」，並同時完成肺呼吸伸展（詳情請見八十九頁）。如果在收緊陰道的同時進行肺呼吸伸展，溫熱身體的效果將會倍增。

自我保健② 骨盆伸展

報告成效

●減輕生理痛　●減少經血量　●緩解下腹部疼痛　●緩解腰痛　●身體迅速變暖　●不再便祕或腹瀉

期待成效

●改善骨盆歪斜　●促進廢物排出　●提高受孕機率

「骨盆伸展」是一項活動骨盆以改善血流的運動。骨盆伸展能讓全身肌肉放鬆，讓骨盆順暢地開合，因此也能改善生理期前後發生的腰痛。

當感覺到骨盆左右兩邊的順暢度有所不同，就證明較難活動的一邊，骨盆歪斜較為嚴重。

若是利用骨盆伸展矯正骨盆歪斜，子宮、卵巢以及腸道就都能回到原位。此外，各器官的血流恢復暢通後，也能改善身體的寒冷。

如此一來，子宮與腸道變暖後，除了能提高子宮內的酵素及正常菌叢（子宮內菌叢）的功效外，還能讓子宮收縮趨緩，生理痛及月經過多的症狀也都能因此

臥姿骨盆伸展的做法

仰躺，在注意避免移動到肩膀的同時，重複「抬起右側骨盆（往頭部方向移動）」「抬起左側骨盆」的動作，交替伸展雙腿約10次。

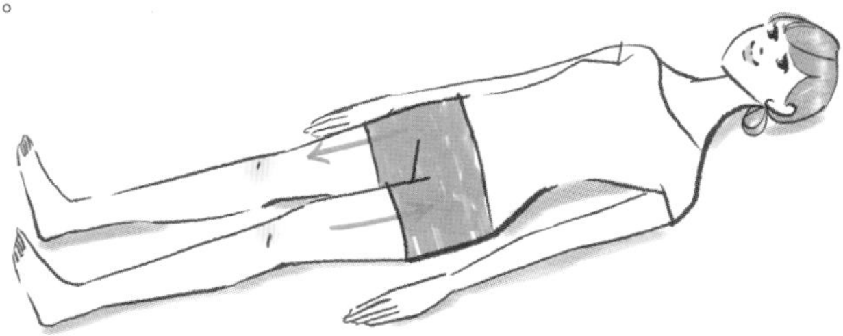

坐姿骨盆伸展的做法一

❶坐在椅子上，背部挺直、膝蓋彎曲成90度，將整個腳掌緊貼在地板上。
❷雙腳閉攏，將雙腳內側腳踝、雙腳膝蓋內側貼在一起。
❸腳跟緊貼地板，注意避免移動到肩膀，前後移動膝蓋讓膝蓋相互摩擦約10次。

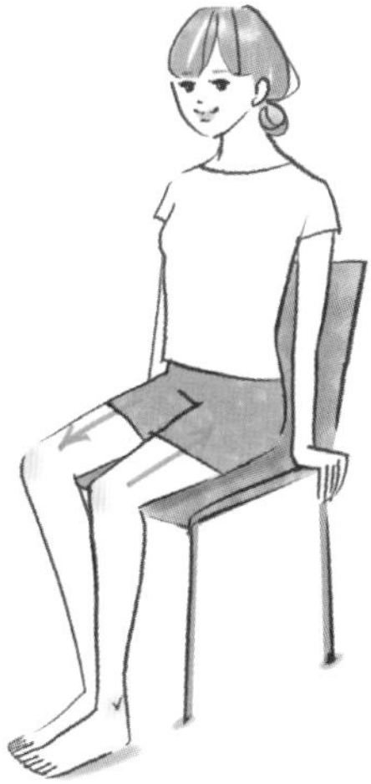

坐姿骨盆伸展的做法二

❶坐在椅子上，背部挺直、膝蓋彎曲成90度，將整個腳掌緊貼在地板上。

❷雙腳閉攏，將雙腳內側腳踝、雙腳膝蓋內側貼在一起。

❸習慣後，「在降低右肩的同時，抬起右側骨盆」「在降低左肩的同時，抬起左側骨盆」重複交替約10次。

❹腳跟緊貼地板，移動骨盆右側與左側，交替抬起骨盆右側與左側約10次。

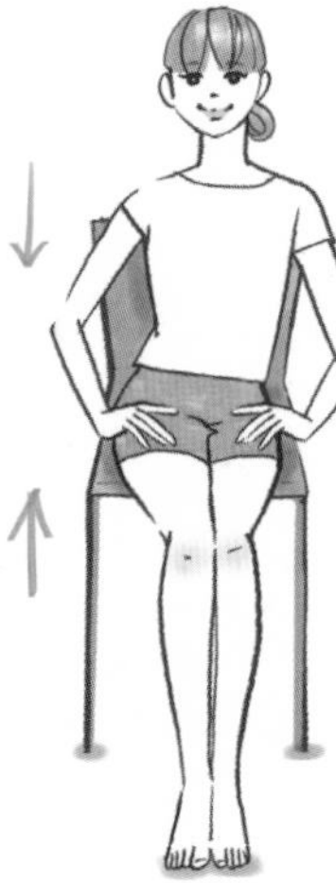

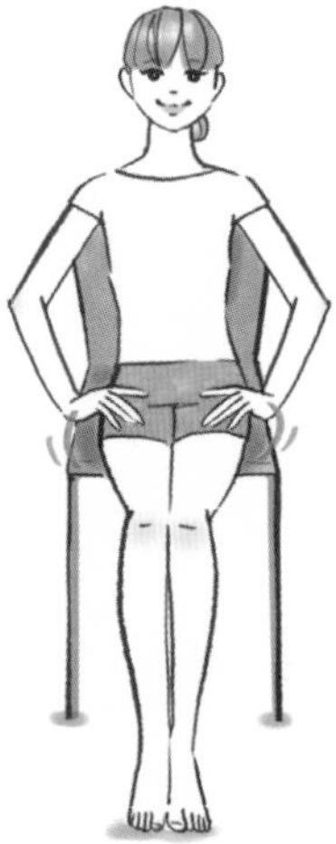

※注意，只要移動骨盆，要避免背部左右搖晃。

獲得改善。

有些人會擔心血流暢通將導致子宮肌瘤增大，但是，排出廢物的唯一方法就是改善血流。

因此，**必須減少給予子宮的「無用養分」**。

什麼是無用養分？無用養分指的就是標示在五行系統對照表中的「焦慮和自責時間」。

減少無用養分，同時改善血液和淋巴液的循環，並進一步促進廢物排出……這麼做將會改善子宮肌瘤的症狀。

「臥姿骨盆伸展」可以在早上起床時、睡前，或進入棉被時練習！尤其建議在睡前進行伸展。

睡眠中，人類會在翻身的同時，一邊驅除疲勞，一邊矯正歪斜的骨盆。如果在睡前透過骨盆伸展來放鬆骨盆周圍的肌肉，就能在睡眠期間順利矯正骨盆。

另外，在練習「坐姿骨盆伸展」時請避免讓腳掌離地、未將雙腳併攏，以及僅靠身體抬起骨盆，這些姿勢都會讓效果減半。

月經過多或是有脫水傾向的人，請試著在攝取些微水分並以肺深呼吸後，再緩慢地練習，並視情況逐漸增加次數。

自我保健③ 陰道訓練

報告成效

●不再生理痛 ●減少經血量 ●陰道更加緊實 ●消除性交疼痛 ●改善畏寒

●改善漏尿 ●瘦身五公斤

期待成效

●預防陰道念珠菌感染（生殖器中真菌增生引起的發炎） ●預防子宮脫垂

「陰道訓練」是一項鍛鍊陰道肌肉的訓練。除了到院就診的患者，參與我所開設課程的學員們也傳來**「子宮肌瘤引起的生理痛等痛苦症狀獲得緩解」**的消息。

陰道訓練雖然就是大家所謂的「骨盆底肌群（位於骨盆底的肌肉總稱）訓練」，但是練習的重點卻與一般做法不同。

骨盆底肌群包含包圍在尿道四周的尿道括約肌（urethral sphincter）、包圍在陰道四周的陰道括約肌（vaginal sphincter），以及包圍在肛門四周的肛門括約肌（anal sphincter）。這些肌肉以8字形相連。

因此，在一般的骨盆底肌群訓練中，一般會指導各位「收緊肛門！」或是「像在憋尿般收緊尿道」。但說實話，這並無法有效地訓練陰道括約肌。

任何肌肉訓練都相同，訓練的基本**重點皆在於「了解自己想要鍛鍊的肌肉位置」**，因此，如果自己都不了解陰道括約肌的位置，就無法進行訓練。

所以，**進行陰道訓練時，最重要的就是要察覺訓練的位置**。

但老實說，如果各位能夠確實察覺到訓練的位置，一開始就不會拿起這本書了（笑）。實際上的現況是，有許多人會表示：「第一時間很難了解什麼是陰道括約肌。」起初沒有辦法察覺的人很多。

因此，作為入門篇，**請先在會陰（胯下）下方放一條毛巾，試著從察覺陰道括約肌開始**。

陰道訓練的做法　入門篇

❶準備一條洗臉用的毛巾，垂直對折後，從側邊捲起來。
❷隔著衣服，將捲好的毛巾放在會陰（胯下）上，然後坐到椅子上。
❸一邊察覺身體碰到毛巾的部分，並同時以夾住毛巾的感覺對會陰施加壓力。

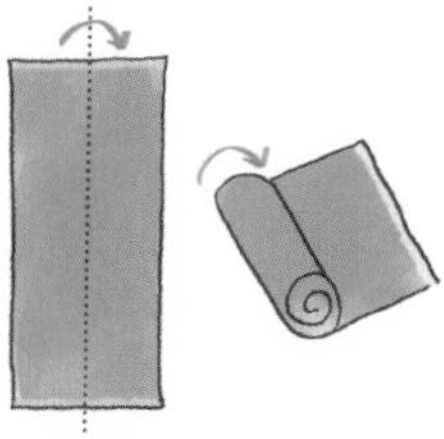

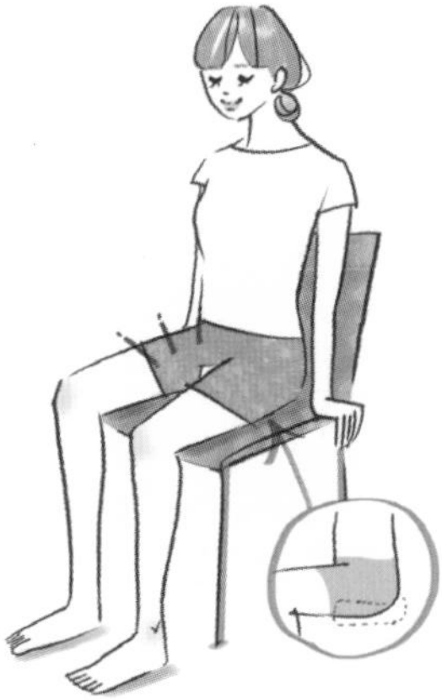

每天至少訓練一次，並按照自己的節奏持續進行。

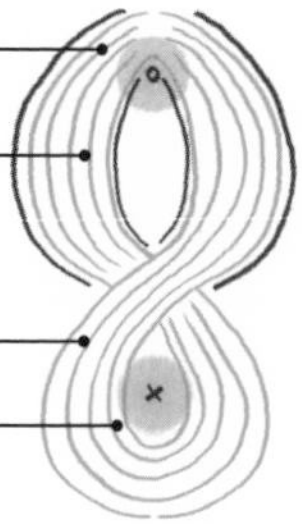

可以在陰道括約肌下方放上一條毛巾以識別位置。只要按照自己的節奏每天鍛鍊，漸漸地就能在沒有毛巾的情況下，察覺陰道擴約肌。

陰道訓練的做法　正篇

❶用力收緊肛門，尋找肛門與會陰間I線或Y線四周快速跳動的感覺。

❷一邊感覺❶中I線的快速跳動，同時重複對肛門施加壓力數次，快速跳動的I線範圍將擴展到Y線與O線，如此，能夠察覺到陰道括約肌的範圍將逐漸從肛門擴展到尿道。

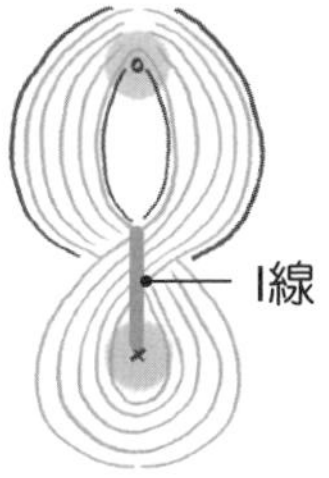

每天至少訓練一次，並按照自己的節奏持續進行。

※可以在電車上或是看電視時悄悄進行陰道訓練。
※同時進行肺呼吸伸展效果會更好。

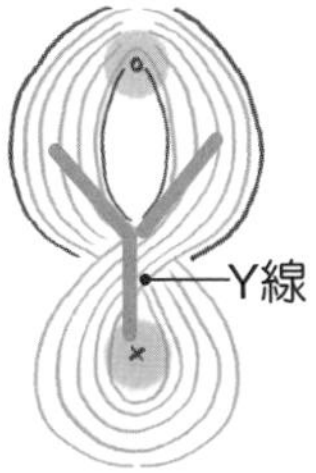

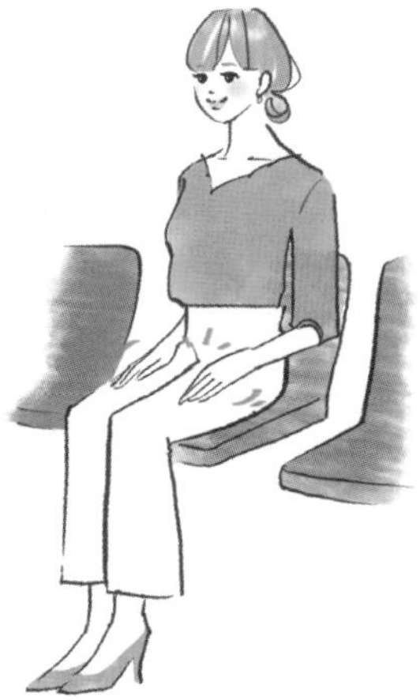

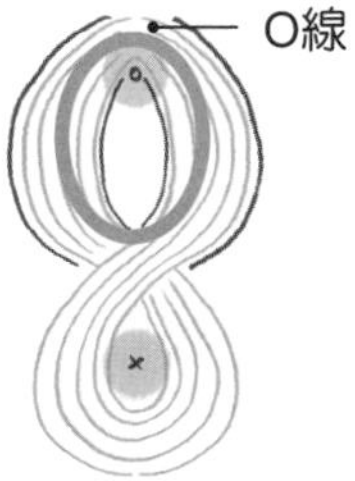

如果確實練習就一定能有所察覺。因此不要放棄，請養成每天一點一點察覺的習慣。

至於陰道訓練，就在想到的時候，沒有負擔地練習！

雖然成效會因人而異，但是大約在一個月內就可以察覺並活動一半左右的會陰；大約在三個月內可以察覺並活動肛門到尿道的整個範圍左右。

我覺得，近來即使是相對年輕或沒有生育史的人，也有愈來愈多的案例是子宮掉落到陰道內，成為「子宮脫垂」。子宮脫垂是由於骨盆歪斜與肌力下降所造成，隨著病情的發展，可能會出現站立時子宮就掉落到陰道外的情況。

子宮脫垂與年紀及生育史無關。即使早一秒也好，請儘快開始陰道訓練，為未來的自己認真鍛鍊陰道括約肌！

報告成效

● 改善外陰部鬆弛　● 減輕陰道訓練後的肌肉酸痛

期待成效

● 改善陰道與子宮寒冷

「會陰按摩」相當適合接受過子宮肌瘤手術的患者或是經歷剖腹產，以及陰道分娩導致會陰撕裂受傷而須縫合陰道的產婦。

一旦透過按摩會陰改善血流，會讓陰道變暖，進而讓子宮變暖。

東方醫學中認為，氣會在「經絡」這條路徑上流動。而子宮（胞宮）則和任脈經相連。這條任脈的起點則是「會陰」穴。

即使是到針灸診所，也難以接受這種經絡和穴道治療吧！（笑）如果位於起點的會陰堵塞，就算好不容易到針灸診所接受了背部和腹部的經絡治療，效果也會打折。

因此，**正因為會陰是一個幾乎無法讓他人碰觸的地方，所以請為了自己親自**

會陰按摩的做法

把食指到小指的四根手指放在會陰上，以畫圓的方式輕柔地按摩約10次。

※可隔著衣服或是洗澡時進行。

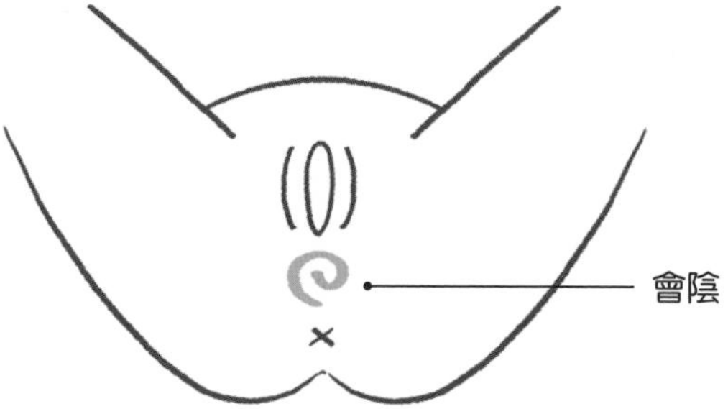

按摩吧！

會陰按摩可透過刺激會陰改善子宮的氣血循環、提升氣血流通，藉此促進廢物排出。氣血暢通對於避免子宮肌瘤增大及廢物堆積來說相當重要。

如果不能避免子宮肌瘤增大，就無法消除或治癒肌瘤。因此，首要目標就是避免子宮肌瘤增大。

尤其是生產時切開、縫合會陰的產婦，比起生產前，會陰部的組織上會留下疤痕並且變硬，因此血流會變得不順，並且只有該部位的敏感度比以前低。如果置之不理，將會助長組織萎縮，造成鬆弛。

進行骨盆內手術與會陰手術就代表要切斷大量的血管與神經。因此，無論組織如何再生，要接近原始的狀態仍需要一定的支援。

現在開始還不遲。利用會陰按摩促進血液循環，讓組織恢復到鬆軟的狀態！

自我保健⑤ 陰道按摩

報告成效

● 性交疼痛消失　● 不再鬆弛

期待成效

● 改善陰道與子宮寒冷

我認為，「陰道訓練」「會陰按摩」「陰道按摩」基本上應該是一整套的保健方法。

陰道訓練是鍛鍊陰道肌肉的自我保健，尤其我最重視的是**要察覺用力「收緊」的感覺**。

陰道訓練是陰道的肌肉訓練，所以如果過度訓練會造成肌肉痠痛，又或者是持續鍛鍊卻未補充水分，就會傷害到肌肉。

另一方面，比起陰道訓練，會陰按摩強調的是「放鬆」。首先，如果不一次將僵硬的肌肉及組織放鬆，就難以有效且確實地收縮及鍛鍊肌肉。

只進行陰道訓練有可能會讓肌肉變得僵硬。因此，**訓練後請放鬆！若想在最低限度的努力下獲得最大效益，這個流程是絕對需要的。**

陰道按摩相當重視「拉伸」組織，主要是希望能賦予陰道柔軟度。

藉由賦予陰道柔軟度，預防會陰在分娩時撕裂，並讓陰道更容易接受尺寸較大的男性生殖器，還能緩解由於性交時間相隔較長而造成的疼痛。

除此之外，還能透過感覺自己陰道的溫度，了解自己的狀態。

另外，過度進行陰道訓練導致肌肉痠痛時，可以利用陰道按摩及會陰按摩代替訓練。

陰道按摩做法

如果陰道上方為時鐘上的12點，請把小指放入陰道，朝5點鐘方向、6點鐘方向以及7點鐘方向移動數次以擴大入口。

※建議在洗澡時進行。

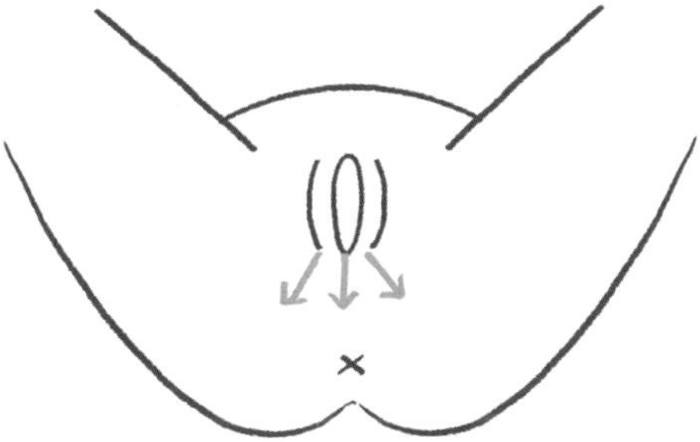

收緊 → 放鬆 → 拉伸

我認為，該流程對於肌肉的養成相當重要，因此想告訴各位。

我理解「想要立刻消除腫瘤」的焦慮心情，但立刻改善有可能會讓狀態快速發生變化，並且迅速惡化。

肌瘤治癒了，但身體卻不舒服。

肌瘤消失了，但無法正常活動。

身體無論是變好或變壞，都需要一定的順序。遠路有時反而是近路，毫無疑問地「急事就該緩辦」。

但是，有些患者會認為：「這麼做不可能變好。」而無法堅持下去。

與其抱怨，不如先嘗試並試著持續進行。想要治好子宮肌瘤，就必須先站到起跑線上。

自我保健⑥

胸鎖乳突肌放鬆操

報告成效

- 身體迅速變暖
- 消除臉部腫脹與鬆弛

期待成效

- 改善肩頸僵硬
- 改善頭痛
- 促進廢物排出

胸鎖乳突肌位於頸部四周，是斜貼於耳朵下方至鎖骨處的肌肉，也是彎曲頸部或旋轉頸部時會使用到的肌肉。

胸鎖乳突肌附近具有鎖骨上淋巴結、淺頸淋巴結以及深頸淋巴結等重要的淋巴結。

胸鎖乳突肌變得僵硬時，血液及淋巴液的循環就會變差，排出廢物的能力也會降低。尤其是長時間使用電腦及手機的人，胸鎖乳突肌會變得僵硬，因此要多加注意。

淋巴管的循環只能透過運動及鍛鍊肌肉改善，因此，**胸鎖乳突肌可以說是排出廢物的重要肌肉**。

附帶一提，胸鎖乳突肌又稱為「性慾肌」。

如果胸鎖乳突肌較為發達，看起來就會十分性感，因此，很多明星都會特別鍛鍊胸鎖乳突肌。而對於想提升女性特質的人來說，胸鎖乳突肌放鬆操也是十分有用的自我保健方法。

一旦練習放鬆胸鎖乳突肌，臉部的浮腫或鬆弛就有可能立即消失。此外，放鬆胸鎖乳突肌也能改善頭痛及肩頸僵硬。

胸鎖乳突肌放鬆操做法

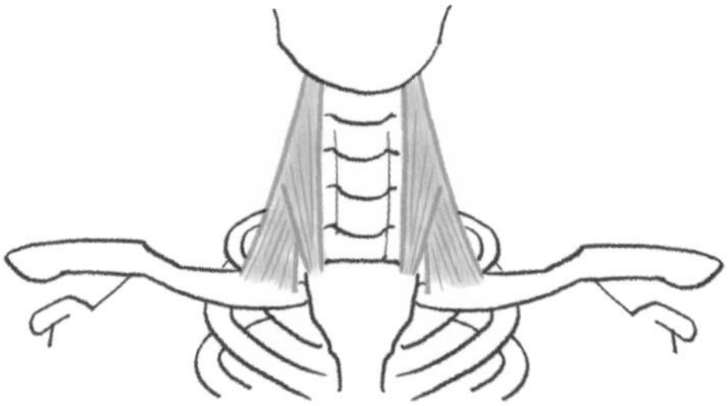

胸鎖乳突肌位於頸部前方左右兩邊。

❶用拇指及食指捏住繞至頸部後方的粗大肌肉，將它整個澈底揉開。左邊也以相同方式進行。

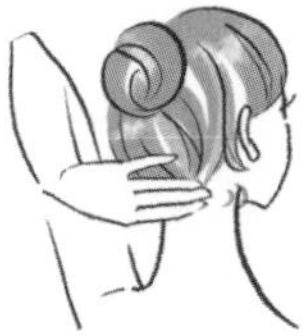

❷雙手抓住頸部根部，將它澈底揉開。

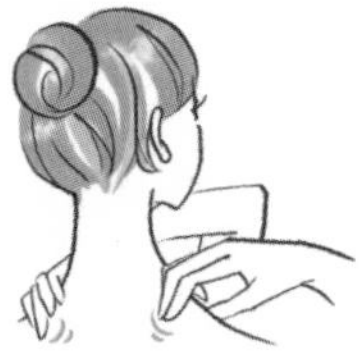

❸將食指、中指及無名指的指尖放在鎖骨上的凹槽中後，透過按壓將它鬆開。

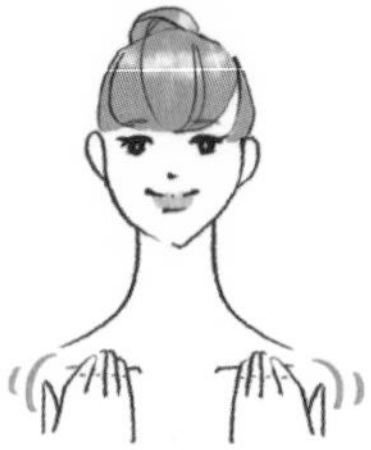

❹用食指與中指夾住耳朵根部，透過上下移動三～五次將它鬆開。左邊也以相同方式進行。

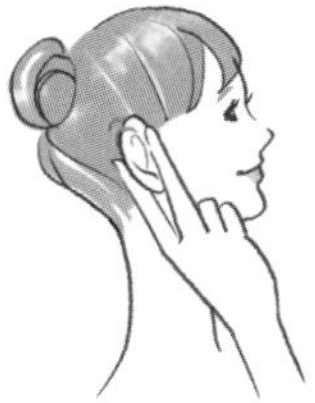

❺將❹的食指與中指移至耳垂下方，將指尖放在耳垂上，以畫小圓的方式移動三～五次將它鬆開。左邊也以相同方式進行。

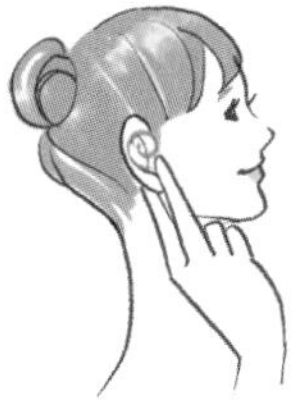

❻將手掌根部（掌底）放在額頭上，一邊以畫小圓的方式移動，同時將它鬆開。

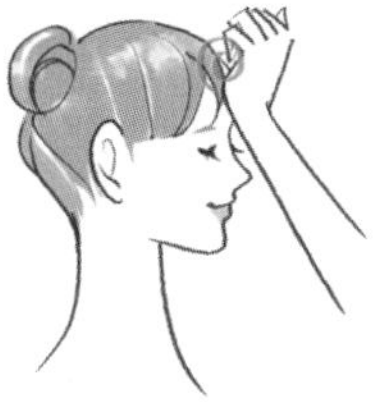

❼用大拇指與食指捏住右側的胸鎖乳突肌，將它整個澈底揉開。左邊也以相同方式進行。

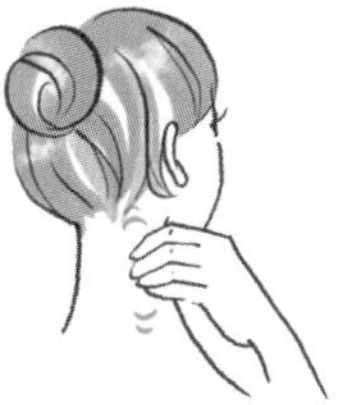

重要的淋巴結位於人體上半身，放鬆上半身對於改善全身的淋巴液循環至關重要。**對於促進廢物排出，以及改善子宮狀態都有相當的助益。**

最好能勤奮練習，並養成習慣吧！

自我保健⑦

高爾夫球按摩

報告成效

● 驅除腿部疲勞　● 腳趾變暖　● 消除便祕　● 增加尿量

期待成效

● 讓溫暖的血液更容易流入子宮　● 促進廢物排出

「足部反射療法」是一種想著腳底有一個與全身相對應的區域，以進行治療

高爾夫球按摩做法

將腳掌放在置於地板的高爾夫球上，用腳後跟及足弓滾動高爾夫球數分鐘。在地毯或墊子上做起來會更輕鬆。

※依照左腳→右腳的順序進行。

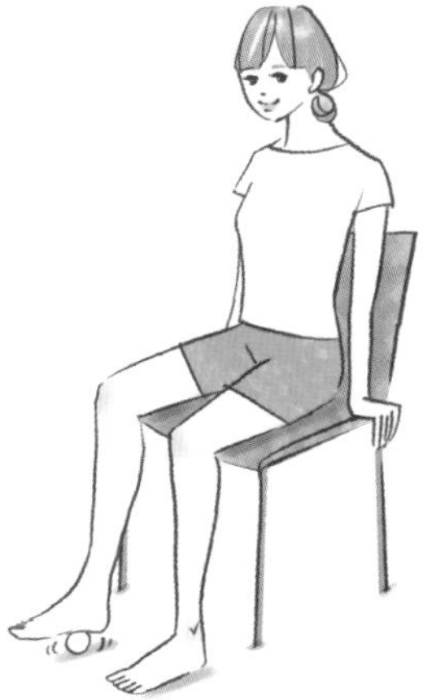

的方式。

當然也可以用自己的手搓揉腳底，但是這樣手和手臂會很累。

我不喜歡讓自己太累，所以會踩在高爾夫球上按摩腳底。

腳後跟上有一個和子宮對應的區域，和排出力相關的區域則是足弓。

因此，請確實以高爾夫球刺激這兩個部位！高爾夫球的硬度最適合用來提供適度的刺激。

雖然我會在起床時和洗澡前兩個時間做按摩。但比起來，早上更是身體要排泄的時間，因此早上就試著認真按摩吧！

足部寒冷會導致子宮寒冷。循環到腳尖的血液會流經骨盆回到心臟，如果足部寒冷，血液也會變冷，寒冷的血液就會讓骨盆內的子宮變得更冷。

因此，如果覺得足部寒冷就養成高爾夫球按摩的習慣吧！

此外，我也建議在透過「骨盆伸展（請見九十一頁）」促進全身血液循環前，先利用高爾夫球按摩溫熱流經足部的血液。

另外，按摩時一定要從左腳開始。因為心臟的反射區域位於左腳，先按摩左腳可以減輕心臟的負擔，且更能促進血液流動。

自我保健應該進行到什麼程度？什麼時間點不能進行？

到目前為止，我已經舉辦過多場由我親自設計的自我保健課程。在這些課程上，有很多人表示：「沒辦法像醫師一樣順利進行。」

會這樣也是理所當然。

我是在大約十年的時間裡，實際活動自己的身體，並在不斷嘗試和歷經錯誤的同時，練習自我保健。正因為如此，我才能順利進行自我保健。平時沒有活動身體的人、沒有養成良好習慣的人，一開始做不好也是當然的。

可以每天一點一點地努力做好每個動作，而不是「因為做不到就不做」。**只要持續耐心地練習，一定能做到**。而且一定會有一些症狀獲得改善，像是畏寒、生理痛、腰痛等。

持續自我保健最明顯的效果就是**身體會迅速變暖，且不容易感到寒冷**。只要身體有溫熱的感覺，就能證明自己做得很好。

隨著這樣的狀態與日俱增，應該就能感覺到生理痛及經血量減少等效果。

自我保健可以在一天之中的任何時間，不限次數地進行。「晚上一邊看電視一邊練習」「上廁所時順便練習」等，在容易成為生活習慣的時間內加入自我保健吧！

一旦改善了血液循環，就可能會察覺到堵塞的地方有些輕微的不適及疼痛。

感到不適

←

每次都會按摩不適的地方

←

在完成此流程的同時，如果不按完所有不適的位置就會覺得不舒服（笑）

成為無限循環的狀態，無窮無盡。

因此，請一點一點地加入能夠做到的動作，不要試圖做到最好。興致勃勃地表示：「一定要做完整套自我保健！」反而無法持久。從做得到的部分開始一點一點地進行也好，總之，最重要的就是堅持每天都要去做。

附帶一提，比起全部隨便做完，忠於基礎地只做一個動作肯定更有效，請盡力而為，不要努力過頭了。（笑）

另外，我發現自己有進步的時候會讚美自己。讚美自己也是要每天堅持做下去的重要自我保健。

自我保健也可以與藥物等其他治療方法並行，這麼做有可能減輕藥物的副作用。因此我認為，可以積極地加入藥物治療，並依照之後的變化，考慮是否要持續用藥。

有些人可能會發生骨盆腔疼痛或是腰痛惡化的情況。可以先在整骨或針灸診所矯正骨盆與脊椎歪斜後，再靠自我保健，維持矯正後的狀態會更有效果。

生理痛劇烈或是因噁心、頭痛而臥床不起等身體狀況不佳的時候，應該要停止自我保健。**不須要在痛苦的時候貿然進行自我保健。因此，請試著在身體狀況良好時持續進行自我保健，以減少身體不適的日子與身體不適的程度。**

容易罹患子宮肌瘤的人往往會在不知不覺中努力過頭。因此，如果覺得不舒服，就不要勉強，盡量休息！

我經常會被問到：「要持續多久才有效？」

自我保健的成效完全是因人而異，根據年齡、症狀、目前的身體狀況及經血量等差異，大家需要的自我保健類型和時間都不相同，每個人想要改善的地方及目標不同也會造成差異。此外，除了自己想要改善的症狀，也有可能會先改善其他症狀。

正因為大多數人都很忙碌，所以就讓我們以「最低限度的努力獲取最大效益」為目標吧！

附帶一提，以我自己為例，大約在我開始進行「陰道訓練」後的一週，我和當時的男朋友發生性關係後，他對我說了：「妳和平時不太一樣耶！妳做了什麼吧？」雖然我並不是為了改善性生活才開始進行陰道訓練，但突然變得更有動力了。

像這樣，無論是多麼細微的事情，如果能仔細觀察自己身體的變化，就會提升持續練習的動力。而且，**不斷累積這種微小又真實的感受，最終將能治癒「子宮肌瘤」**。

第4章

擺脫子宮問題的生活習慣

女性總是處於脫水狀態！積極攝取含有電解質的水分

第2章中已經解釋了東方醫學中組成身體的「氣、血、水」三大要素，也說明了三者間的平衡始終保持在正三角形的狀態。因此，只要增加氣、血或是水，就能把整體放大。

這三者中，可以立即增加的就是水。東方醫學中指出，「水」就是水分、淋巴液、汗及廢物等體液。

人體中大約有百分之六十～七十是由水分所組成。每天必須攝取水分以維持這個比例。提到「攝取水分」，似乎大多數人都認為液體最好。但說實話，自來水以及淨水器的水、茶、咖啡等都不算是優質的水分。

要讓身體吸收優質水分就需要「電解質（離子）」。

所謂的電解質是指，溶於水中就能導電的物質。電解質主要包含鈉、鉀、鈣、鎂等等礦物質。如果沒有電解質，就無法將水分吸入和儲存在細胞中。

為了增強各細胞及器官的功能，體液中所含的電解質扮演著控制細胞內水分含量，以及體液濃度的重要角色。

我們從嘴巴攝取生存所需的水分，但有攝取到水分不見得就沒問題了，因為我們所攝取到的水分不一定能百分之百被身體吸收並滲透到細胞中。

從嘴巴攝取到的水分會在胃裡消化後再被腸道吸收。

腸道在吸收水分時，電解質就扮演著相當重要的角色。**只有在水分被腸道吸收，進入到血液中，再運送至全身的細胞內，才可以說是「補充到水分」。**

而不含電解質的水難以被腸道吸收，就算喝了水，頂多也只是清洗膀胱後，再隨便排泄出去。

再加上，茶和咖啡具有利尿作用，因此會導致頻尿，必要的水分在身體吸收前就排出體外了，明明好不容易攝取到水分，身體卻沒有獲得補充。如此日復一日，就有可能在不知不覺中陷入慢性脫水的狀態。

尤其女性基本上可以被視為「總是處於脫水狀態」。嚴格來說，局部脫水會在初經來臨前一年開始，但從初經第一年迄今，女性每天都處在脫水狀態中。

紅色液體的經血也是從體內流出的水分。每月生理期的出血都在不知不覺中助長女性脫水的現象。

與其說現代的女性月經過多的問題變多了，倒不如說現代的女性並未察覺到月經過多的問題。或是很少人意識到月經過多是一個問題。因此，很有可能在不知不覺的情況下就處於脫水狀態中。

和貧血一樣，隨著情況緩慢發展，身體會逐漸習慣脫水的狀態，因此本人往往不會察覺。

經期第三～七日間的正常經血量據說平均約為三十七～四十三毫升，最多大約也只有一百四十毫升。

因為經血過多，即使是白天也使用夜用衛生棉，不僅如此，若沒有每隔一～兩小時就更換夜用衛生棉，經血就會外漏。在這種情況下，每天大概會流出兩百～三百毫升，甚至更多的經血，嚴重的話搞不好會流出將近五百毫升的經血。

特別是**罹患子宮肌瘤的患者，往往會有月經過多的症狀。因此，如果生理期時沒有充分補充等同於出血量的水分，那每當生理期來臨時，身體就都會脫水。**

生理期時流失的水分不只有出血，當然還包含排尿、排便及流汗。

總之，生理期來臨時，**除了平時攝取的水分外，還必須補充等同於出血量的水分。**

我認為，本來就沒有習慣攝取大量水分的人，不會因為生理期來了就大量補充水分。重點其實也不在於分量，我希望大家去注意要喝什麼才能有效吸收。

另外，在現今的醫療體系中，生產時若發生緊急情況，基本上往往會給予靜脈點滴。因此可以說，生產時很有可能是以靜脈點滴補充因出血而流失的水分。

但是，有多少人會在哺乳期仍謹記且確實攝取水分？

哺乳就是「捐白色的血」。

由於每天給予寶寶大量母乳（白色血液），所以脫水會變得更加嚴重。當然，哺乳量也會隨著寶寶長大而增加。

如果一天哺乳八次，每次給予五十毫升的母乳，此時就相當於流了四百毫升的血液。而如果每天或持續數月、數年給予這樣的母乳量，甚至更多，母體就會變得十分乾涸。再加上，如果產婦太早恢復生理期，就會有一段時間同時在捐血和出血。

在這種情況下，由於身體過度脫水，母乳迅速消退也不奇怪。因此，即使沒有母乳也不須要自責。

沒有母乳是身體重要的警訊。如果置之不理，之後身體就會出毛病。並且，請將所有症狀都視為身體發出的警訊。由於可能會成為之後身體不適的原因，尤其是產後，在注意母體保健的同時，請努力補充水分。

身體如果沒有獲得需要的物質，就無法排出不需要的物質。如果想要促進廢物排出，首先，就必須每天努力防止脫水。

巧妙的水分補給訣竅在於「美味」和「鎂」

脫水容易導致皮膚乾燥及嘴唇乾裂、心情不好、臉色蒼白甚至是頭腦呆滯。如果各位已經出現這些症狀，建議儘快補充含有電解質的水分，特別是「口服電解質液」。

自製口服電解質液做法

混合一公升的水、二十～四十克的砂糖（細砂糖）以及三克的食鹽後，存放於冰箱中。製作當天飲用完畢

※擔心糖分過高可以減少砂糖的量

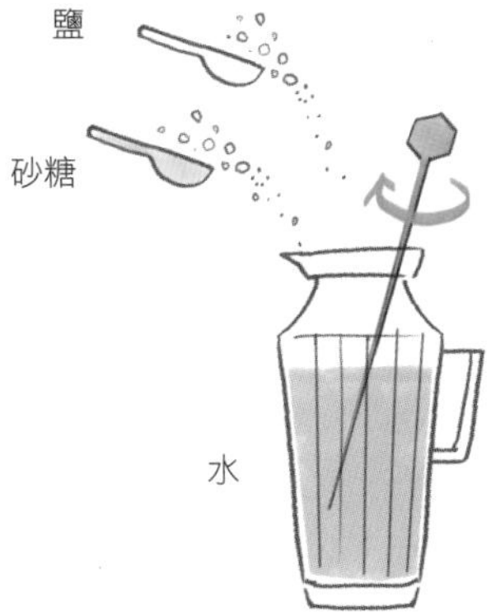

口服電解質液是將食鹽（鈉）等電解質與糖（葡萄糖），依照適當濃度溶解的液體，讓水分能經由腸道快速被吸收。因此，嘔吐、腹瀉患者、高燒的孩童及老年人經常會飲用口服電解質液。

雖然一般人認為，口服電解質液是身體不舒服的人在飲用的飲品。但是，**生理期時內臟皆呈現損傷的狀態，因此也能算是身體不舒服，不是嗎？**

所以，請先喝了，再來考慮是否有必要。口服電解質液可以透過混合一公升的水、二十～四十克的砂糖（細砂糖）以及三克的食鹽自行製作。如果擔心糖分過高，可以減少砂糖量，試著製作適合自己的口服電解質液也是一種方法。

但是，希望各位能將自行製作的口服電解質液存放於冰箱中，並於製作當天飲用完畢。因此，並不建議各位在身體不舒服時，拚命勉強自己製作。此時，希望各位能採用市售產品，並以好好休息為優先。

雖然簡單來說都是口服電解質液，但各家廠商販售的產品種類相當繁多。產品中的鈉和葡萄糖含量也不相同，因此，在試喝比較後，請選擇自己覺得美味、好喝的產品吧！

「美味」是指對自己目前缺乏的食品及飲品，也就是含有身體所需營養的食品及飲品所產生的感覺。

在非脫水狀態時飲用口服電解質液，可能會覺得又鹹又甜，此時就可以用**礦泉水稀釋調整到較「美味」的狀態，或是選擇飲用運動飲料及礦泉水，而非口服電解質液！**

至於運動飲料及礦泉水，各家廠商販售的產品種類雖然也相當繁多，但只要根據美味度做選擇即可！

選擇適合自己的口服電解質液、運動飲料及礦泉水時，如果有所困擾，也可以考慮根據「鎂」含量做選擇。

鎂除了能形成骨骼及牙齒，將葡萄糖轉化為能量以及削減中性脂肪外，還能讓水分滯留於細胞內。是人體不可缺乏的電解質。便祕時開立的「氧化鎂錠」也是鎂的一種。

而且鎂也具有緩解肌肉收縮的作用。因此，**也能抑制生理期時子宮過度收縮的情形**。

現代的日本人普遍缺乏鎂。關於鎂的攝取量，女性每日建議攝取兩百九十毫克。但實際攝取量平均約為兩百一十毫克，算起來，每日不足的攝取量就有八十毫克。

每天無論多麼努力，**鎂不足時，進行自我保健就難以取得成效，而且還會損傷肌肉，導致脂肪代謝率下降，可以說是賠了夫人又折兵**。

並不是要各位「多喝鎂含量較多的口服電解質液、運動飲料或礦泉水」，而是建議各位，無論如何，要把鎂當作必須攝取的電解質之一。

請根據美味度選擇合自己口味的飲品。

即使是已經呈現脫水狀態的患者，也不能一下子就增加水分攝取量。因為到目前為止，若一天只攝取五百毫升～一公升的水分，卻突然攝取了一・五～兩公

主要口服電解質液、運動飲料、礦泉水的鎂含量簡表

口服電解質液

OS-1（大塚製藥）	2.4mg
Aqua Solita（味之素）	3.6mg
Aqua Support（明治）	1.2mg
New 身體滲透補水液（武田藥品）	5.1mg
Sea poring（Teika Pharmaceutical）	2.5mg
Aquarius 口服電解質液（日本可口可樂）	-

運動飲料

寶礦力水得（大塚製藥）	0.6mg
Aquarius（日本可口可樂）	1.2mg
GREEN DA・KA・RA（三得利）	0.1mg～1.0mg
H_2O（朝日飲品）	0.6mg
VAAM（明治）	1.2mg

礦泉水

南阿爾卑斯山脈天然水（三得利）	0.1～0.3mg
「朝日おいしい水」天然水六甲（朝日飲品）	0.1～1.1mg
鹼性離子水（Kirin Beverage）	0.64mg
I LOHAS 日本天然水奧羽山脈（日本可口可樂）	0.4mg
Evian（伊藤園）	2.6mg
Contrex（三得利）	7.45mg
Vittel（三得利）	2.0mg
Volvic（Kirin Beverage）	0.8mg
CRYSTAL GEYSER（大塚食品）	0.54mg

（每100ml）

升的水分，身體會因無法代謝、排出，而變得浮腫。

所以，為了避免身體浮腫，我會教導患者花些時間去一點一點地飲用，並逐漸增加身體可以吸收的水量。

具體做法如下：

- 以口服電解質液、運動飲料及礦泉水代替平時所飲用的茶及咖啡等水分。
- 起床時及洗完澡時喝一杯口服電解質液、運動飲料及礦泉水。
- 具有利尿作用的咖啡、紅茶、綠茶、南非國寶茶或普洱茶，每天控制在一～兩杯左右。
- 高血糖的患者注意不要攝取過多糖分。

持續維持大約兩週，如果不會讓身體浮腫，就可以進一步增加飲用量。重點就是以兩週為單位，在確認身體狀況的同時增加水分攝取量。

無論是水或金錢，如果「缺少」就會感到莫名焦慮、暴躁、容易責備自己或他人，變得沒有「餘力」。

因為缺乏所以力不從心。

首先要「彌補」缺乏的部分，只要這樣就能讓自己感覺更舒服。

衛生棉、衛生棉條……推薦哪種生理用品

生理用品的種類相當繁多，包含衛生棉、衛生棉條、置入陰道內盛裝經血的月亮杯以及褲子本身就能吸收經血的「吸收型生理褲」等。

衛生棉是由紙或布製作而成。一般的衛生棉較容易悶熱、出疹子，因此我個人較推薦布製衛生棉。

我建議「突然要使用布製衛生棉而擔心經血會外漏」的人，先採用**將棉布碎片放在一般衛生棉上**的方式。本醫稱之為「陰道訓練衛生棉」。

準備一片面紙大小的棉布碎片，並從邊緣將它捲起來，或是對折兩～三次。

生理期時，將它放在衛生棉上貼合陰裂（位於兩片大陰唇間的溝縫），並像往常

一樣使用衛生棉。

準備幾片捲起來或折疊好的棉布碎片，每當弄濕即可更換，並將弄髒的棉布扔進垃圾桶中。

在小片棉布的準備方面，可以重複使用舊手帕，也可以將T恤或是毛巾裁剪成適當的大小來使用。

材質方面，由於合成纖維容易悶熱，因此還是建議使用棉布。

棉布碎片比起衛生棉更透氣，因此較不易悶熱，也有助於防止皮膚疹。

另外，堆積於衛生棉中的經血也是水分，如果貼在身上會容易覺得寒冷。原理就如同一直穿著被雨淋濕的衣服會覺得冷一樣。

衛生棉表面很輕柔，所以可能難以察覺，但長時間使用衛生棉會導致身體發冷。特別是生理用品中的高吸收聚合物成分與保冷袋的材料相同。因此，請把吸收經血時的衛生棉想像成保冷劑。

這方面，**我認為棉布碎片不用花錢，並且如果濕了沒有更換就會感到冷而不安，所以能將身體寒冷的時間控制在最小限度。**

附帶一提，將捲起來的棉布貼在陰道周圍的陰道括約肌，藉此就能察覺陰道

陰道訓練衛生棉的製作方式

材料

棉布碎片（用舊的手帕、T恤或是毛巾等）

使用方法

從邊緣將棉布捲起來，或是折疊兩～三次，生理期時將它放在紙衛生棉上，並像往常一樣使用。將弄髒的棉布扔進垃圾桶中，並更換成新的棉布。

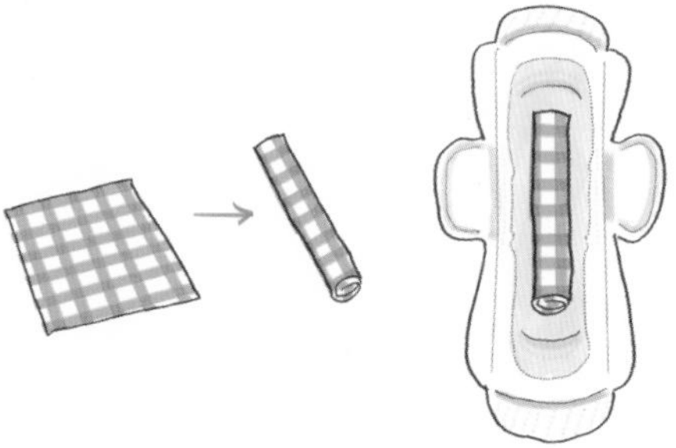

括約肌的位置。因此，這種做法的另一項優點，就是更容易進行收緊陰道括約肌的「陰道訓練（請見九十六頁）」。

月經過多的人特別常使用置入陰道來吸收經血的衛生棉條。

但是，衛生棉條有可能會造成生理痛。

衛生棉條具有擋住陰道以防止經血外漏的作用。但由於經血是從子宮流出，如果長時間使用衛生棉條，經血就會囤積在子宮入口和衛生棉條之間。

直到取出棉條為止，囤積在陰道內的血液會不斷增加。但是，子宮會無視這種狀態持續收縮。

於是，子宮的收縮就像滴管一樣，會讓已經排出的經血再度回到子宮內。

子宮內的經血量增加會讓子宮內部壓力上升，並讓子宮「必須加強排出經血」，而反覆多次激烈收縮。

如此一來，光是使用衛生棉條就會讓生理痛加劇。

此外，子宮內部壓力上升，經血從「子宮→輸卵管→腹腔（腹部內部空間）」逆流而上，也有可能造成不孕及骨盆發炎。

因此，原則上本院會希望患者不要使用衛生棉條。此外，由於月亮杯同樣會讓經血長時間囤積，因此也不建議使用。實際上，有些患者在停止使用衛生棉條後，生理痛的症狀就減輕了。

另外，吸收型生理褲使用了能防止經血外漏的材料，因此，我很擔心它恐怕會引起白帶的問題，但目前仍在觀察中。關於這部分，未來我也將密切關注。

請穿著防止悶濕及色素沉澱的寬鬆內褲！

各位身上與貼身衣物緊貼的部分會感到搔癢，或是皮膚上有色素沉澱嗎？造成這些問題的原因就在於尺寸不合的窄小內褲與尺寸不合、集中托高的胸罩。內褲方面，如果是聚酯纖維製的漂亮三角褲，除了和內褲接觸到的皮膚部分，對陰道也會有不好的影響。

聚酯纖維製的內褲內部不透氣且悶熱，因此，細菌很容易在陰道中滋生。然後白帶會增加、陰道內的細菌也會失去平衡，甚至會引發念珠菌感染症（一種真菌在性器官繁殖的炎症）。

如果擔心白帶問題，可經常更換棉質內褲，或是使用布衛生棉取代護墊！

「護墊＋光滑的內褲＋絲襪」是最悶熱的組合。無論任何季節，穿上它們都會感到潮濕悶熱，因此請多注意。

此外，鼠蹊部的黑色素沉澱就是該部位受到束縛的證據。鼠蹊部被窄小的內褲壓迫，導致血液及淋巴液循環不良。

因此，窄小的內褲僅限於在「寶貝來吧！」的「決戰時刻」著裝，**平時則建議穿著拳擊短褲型的內褲，或是比平時大一號的寬鬆內褲**。

穿著寬鬆的棉質內褲，不但不會覺得悶，而且血液和淋巴液的循環也會變得順暢。此外，透過減少內褲中橡膠造成的摩擦，色素沉澱也會逐漸獲得改善！

另外，胸罩壓迫胸廓（形成胸部的籠狀骨架）也會在不知不覺中妨礙呼吸。特別是集中托高的胸罩，因為更加束縛胸部，所以會造成胸廓無法順利伸展，空氣也無法充分進入肺部，

附帶一提，我平常會穿著寬鬆的運動胸罩而非一般胸罩。而且我也建議患者穿著運動胸罩。

我認為**穿著不緊繃的貼身衣物是**打造健康、美麗身體的**最佳方式**。

「月經來卻要忍耐」不正常！「月經來就休息」超正當！

近年來，先進國家女性的生理期次數增加了。同時也是人類史上次數最多的時期。

懷孕期間，生理期就會停止。另外，有些人的生理期在生產後的一個月就會

再次來臨，而有些人則會大約有兩年的時間都不會有生理期。

雖然因為營養狀態改善，使得初經因此來得較早，但生理期次數增加的原因其實是懷孕、生產與哺乳的人減少了。因此，飽受生理問題困擾、以及罹患子宮肌瘤、子宮內膜異位症（請見三十三頁）等婦科疾病的患者也增加了。

即使每月生理期來臨對女性來說已經是理所當然的事情，但是每次生理期來臨伴隨的生理痛及月經過多等症狀，絕對是一大負擔。

如果懷孕就不會有生理期。但**不斷重複生理痛及月經過多也會導致不孕**。

偶爾當女兒飽受生理痛及月經過多等困擾，有些媽媽會對女兒說：「我在生理期間也相當難熬，所以妳會這樣也是理所當然。」

在此，我有些話想對這些媽媽們說。

女兒並不是媽媽的複製人，媽媽是媽媽，女兒是女兒，感到難受這件事也是因人而異。

「疼痛」並非常態。

如果疼痛是常態，就不能使用醫療保險資源，就因為痛是一種「病」，才能接受醫療資源治療。

停止把自己推向理所當然的深淵，也不該藉此無視別人的疼痛，才能真正幫上忙。

首先，**無論是否疼痛，生理期時，身體都處於無法正常活動的狀態**。

生理期時，我們或許會在吃過鎮痛劑後，一邊擔心會因為月經過多造成「外漏」，同時又勉強自己繼續上學、工作或做家事。

即使如此，我們還是要**把同樣的狀況強加給女兒或同事，這難道不是一種權力霸凌**嗎？

日前，一名因生理問題前來就診的十七歲高中生，在接受超音波檢查後發現了子宮肌瘤，可見，即使是未成年者也有罹患婦科疾病的風險。

生理痛及月經過多本身早就已經是治療項目，但患者寧可從小就忍耐生理痛及月經期間的各種不適而不接受治療，結果就是變成現在這樣。

治療和預防永遠沒有所謂的太早。我認為，**重要的是，應該以早一秒都還「不」夠快的心態為目標**。

正如先前所提到的，子宮的大小大約是一個L號的雞蛋。子宮內膜的機能層位於子宮內側，厚度大約是一～兩公分，機能層在剝落後排出的現象就是所謂的生理期。

因此，不需要的內膜及其伴隨的出血量，原本最多也就是雞蛋破掉時的內容量那麼多，大約為五十～六十毫升左右。如果經血量超出這個範圍，就應該要認為有異常出現。

經血並不是堆積在子宮裡的老舊血液。即使是月經來時，經血也是身體所需要的血液，所以子宮會為了儘量減少出血而進行收縮，以保護自己的身體，生理痛就是子宮收縮所帶來的疼痛。

因為感到疼痛，才會飽受生理期的困擾和感到厭惡。

如果知道生理痛是為了保護自己才產生的疼痛，各位還會說同樣的話嗎？

這種疼痛是自己造成的，是自己日積月累的結果。而且也只有自己可以讓自己擺脫這種疼痛，不是嗎？

擺脫生理痛及月經過多的關鍵，首先就在於生理期來臨時，無論是否疼痛都要好好休息。

我經常聽到「因為上司是男性所以無法理解生理期困擾」的說法，但在女性自己對生理期都不熟悉的狀態下，就要求男性理解，不是很困難嗎？

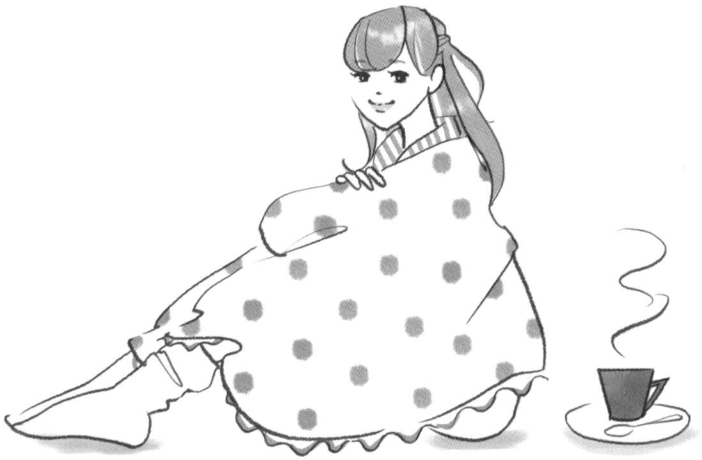

生理期有權利好好休息

直到現在，包含我自己在內，每個人都是吃了鎮痛劑後，臉色蒼白地拚命工作、做家事，並認為這是理所當然的。

結果，社會的風氣變成「即使是生理期，也可以正常工作、做家事，應該理所當然做得到吧」。簡單來說，我認為大家並沒有確實理解「『為什麼』生理期很辛苦、很疲憊的原因」。

如果希望別人理解生理期有多辛苦，無論是否疼痛，世上所有女性該向所有人展現出「生理期時因為內臟損傷而休息是理所當然」的立場，我認為，為了減少未來罹患子宮肌瘤或不孕的人數，這是相當重要的一件事。

劇烈的生理痛當然是個問題，但是生理期時滴滴答答停不了的經期過長也很麻煩。

罹患肌層內肌瘤（請見二十九頁）與黏膜下肌瘤（請見三十頁）的患者，可能會因為肌瘤的存在刺激到內膜，導致出血時間拉長。

但是，**從順利剝落增厚的內膜、收縮子宮到停止收縮子宮，生理期整體較長的人，在執行這一連串流程方面的「力量」較弱，也就是「精力」較差。**

容易長出子宮肌瘤的原因之一就是「排出力衰弱」。而造成一般經期過長的原因就是「生命力」亦即「體力衰弱」。

生理痛、月經過多以及經期過長都有可能是子宮肌瘤所引起，也有可能是其他的原因。

不要認為「生理期很辛苦是理所當然」而置之不理。**希望各位能先接受婦科診療，以確實了解自己的狀態。**

女醫生也在實行！讓生理期變得更輕鬆的「經血控制」建議

我自己也深刻地體驗到生理期時有休息的必要。在我十幾歲到二十幾歲時曾飽受劇烈的生理痛及月經過多等困擾。

生理期時，如果沒有每隔一～兩小時就更換夜用衛生棉，經血就會外漏。此外，工作時一天吃了四～五次鎮痛劑後，竟出現了十公分大像肝臟般的血塊。

我對這樣的自己相當反感，經過十年不斷的嘗試和歷經錯誤後，我終於設計出了一套自我保健方法。

在我實行自我保健後，不僅生理痛、月經過多及腰痛消失了，生理期也變得能夠清爽地結束。並且，在過去三年裡，我還能夠用「經血控制」的方法，讓生理期輕鬆度過。

經血控制就是讓堆積的經血像小便一樣在浴室或廁所裡排出。在沒有衛生棉的年代裡，許多女性在生理期時都會實行這個收緊陰道，再自由排出經血的方法，來減少髒汙的衣服數量。

現今，生理用品不斷在進化，並且被設計成不會外漏的型式，所以較沒有這個困擾。

有時，我會被問到：「布衛生棉乾淨嗎？」我反而想問：「那麼自己平常穿的褲子乾淨嗎？如果弄髒了會立刻丟掉嗎？不會洗乾淨後再穿嗎？」

以小朋友的褲子為例，每當小孩大小便外漏都會清洗後再穿吧！與經血相比，大便中含有更大量的細菌。褲子沾黏了含有大量細菌的大便，父母會在洗過褲子後讓孩子穿上，而我們小時候一定也是這樣，卻沒有因此把身體搞壞或是生病吧！

也就是說，**只要把布衛生棉洗乾淨，就不會有衛生方面的疑慮**。

清洗布衛生棉時，先用水輕輕沖洗血液後，將它放置在小水桶裡浸泡一晚。然後，隔天再將它放入洗衣網中，像平常一樣用洗衣機洗淨。不須要與家人要清洗的衣物分開。

但在我三十五歲開業時因為實行經血控制，布衛生棉的使用量大幅降少。不過須要在生理期間頻繁地到洗手間排放經血。

因為我都使用布衛生棉，從來沒有扔過使用完畢的衛生棉垃圾，所以家人可能認為我已經停經了（笑）。

實行經血控制的優點不僅是可以減少垃圾，還包含能夠降低花費與環保。

東日本大地震時，我就在山形縣。不用說醫療資源了，連水和食物的供應都有限制。此外，媒體也報導了避難所生理用品不足的消息。

地震與颱風等災害發生時，很難買到生理用品。我認為在這種情況下如果能夠控制經血，減少生理用品使用量就好了。

經血控制在古代的女性間被母親教導為一種「生活智慧」與「成年女性的嗜好」。但是，日本有在實行經血控制的一群人，是目前年紀已經邁入八十～九十歲的女性。

換句話說，現今的母親一輩以及六十～七十歲的奶奶們並未學習到這種經血控制的傳統，因此也並不知道有經血控制這件事的存在。我認為有點可惜。

是否要實行經血控制是個人的自由，但是學會了並沒有損失。在進行第3章中介紹的「陰道訓練」時，如果有餘力，希望各位可以挑戰看看。

手術後就不能再進行？關於子宮肌瘤與性行為

因為從事婦產科醫師的工作，到目前為止，我已經查看過大約五萬人的陰道及子宮。

一般來說，我們很難得有機會拿生殖器和別人比較。但是，對查看過五萬人的我來說，每個人的生殖器都截然不同，就像長相一樣，每個人都不相同。並沒有所謂的「這是標準的生殖器」「只有我的生殖器很奇怪」這種事。

並且，雖然有些人天生子宮或陰道就有缺損。但是，**不管有沒有子宮或陰道，都不會改變自己是女性的事實**。

然而，許多人卻對子宮有相當強烈的堅持。

有不少子宮肌瘤患者認為：「沒有子宮就覺得自己不是女人。」

每次聽到這種言論，我心中就會湧上強烈的疑問：「如果是這樣，為什麼不好好照顧自己的子宮？」「為什麼沒有為自己做到自己能做的事情？」

我自稱為「過度喜愛子宮的婦產科醫生」，因此，當然不希望各位的子宮生病。但是，我完全不認為應該把「有子宮和女性畫上等號」。

比起有子宮，如果生而為女性，**希望各位**在考慮懷孕和生產時，以及與伴侶互相扶持一同生活時，或是在面對更年期時，都**過著讓自己滿意的生活**。

如果因為子宮肌瘤飽受生理痛及月經過多等困擾，並且「不想再生育了」，手術切除子宮也是一種選擇。

但是，這裡容易發生問題的就是性行為。

我們人類不只是為了繁殖而發生性行為。性行為是**與伴侶溝通的重要方法之一**，進行子宮肌瘤手術後，也能繼續發生性行為。

但是，如果認為「因為切除子宮就不再是女人」或者「都已經不能再生小孩了」，就不願發生性行為。而且由於身體也因手術關係難以濕潤，會讓行為本身就讓人感到痛苦。

當然，不必強迫自己滿足伴侶的要求。但是，我**不希望子宮肌瘤或是手術成為患者無法進行性行為的原因**。

因此，此處列出了一些關於子宮肌瘤患者進行性行為的注意事項。

首先，子宮肌瘤手術後的性行為當然與手術前不同。

切除子宮肌瘤時，子宮或多或少會有傷口。因此，這些傷口被拉扯時，可能就會引起疼痛。再加上，由於子宮分泌物消失或減少，不只本人，連伴侶也會感受到「不一樣」的變化。

這種時候，如果強行進行性行為，會因為性交疼痛導致關係惡化。因此，請慢慢來。

如果是我，就會指導**患者自己利用「會陰按摩（請見一〇二頁）」及「陰道按摩（請見一〇五頁）」等自我保健方法，來確認自己的身體狀態，並同時促進血液流動**。

然後，邀請患者的伴侶到醫院來，說明術前及術後的身體變化，並告訴他們：「請調整節奏，不要認為能像往常一樣進行性行為。」

附帶一提，術後，由於子宮傷口及心理問題造成陰道肌肉更加緊繃時，患者也可在醫師的指導下，使用醫療器具「陰道擴張器」，慢慢撐開陰道。

另外，子宮肌瘤患者也容易出現性交疼痛的症狀。進行性行為時，子宮本身會移動，子宮肌瘤有可能壓迫到其他臟器而引發疼痛，且支撐子宮的韌帶被拉扯時，也可能會讓人感到疼痛。

因此，必須嘗試各種體位，設法減輕或消除疼痛！

直腸受到子宮肌瘤壓迫，造成重度便祕的案例也不少。排泄物堆積時陰道壁會被過度拉伸，有可能造成敏感度下降。

「骨盆伸展（請見九十三頁）」及「陰道訓練（請見九十八頁）」能有效消除便祕。如果「過去幾天都沒有排便」，請確實進行「骨盆伸展」及「陰道訓練」等自我保健。

當我再次思考「女性氣質」，總覺得問題似乎不在「有沒有子宮」、妝容、時尚、貼心等表面特徵。使用藥物掩飾生理痛及月經過多的狀態，並透過女性在此狀態下的態度及行為評價其「女性氣質」，是不是有點奇怪？

我認為，作為一名女性，若想過著充實的人生，最重要的是正視自己的身體狀況，包含身體裡的陰道與子宮，以及身體外的臉部與體型，由內而外說服自己後，選擇「自己的生活方式」。

第5章

即使罹患子宮肌瘤
也能康復的經驗談

經驗談①

直徑七公分的肌瘤縮小到了五公分，侵襲右胸下方的疼痛消失，並且也不會生理痛了。

山田桃子小姐（化名） 四十六歲 自由業者

我在駒形依子醫師的著作《子宮內膜異位症可以自行治癒》中投稿了我的經驗。雖然當時也寫過我罹患子宮肌瘤的情況，但編輯部請託我，希望我能再次整理、說明罹患子宮肌瘤的詳細情況及後續進展。

再次與各位讀者交流，希望我的經歷能鼓勵到更多的人。

我從十幾歲起，每到生理期時，身體的各項機能就會大亂，而在我十九歲時，情況變得更糟了。

生理期時會出現從腹部深處升起的下腹部陣痛，身體會在這種劇烈的疼痛中不由自主地蜷縮在一起，我經常會一直忍耐到疼痛消退。

此外，雖然經血量並不是很多，但是生理期卻長達兩週，也就是大家所說的經期過長。

雖然我認為：「這種狀況必須去醫院。」但是，我的母親當時生病了，因此幾乎無法和她商量。

後來，生病的母親開始接受以東方醫學為基礎的治療，我也在母親的推薦下開始實行飲食療法（靠飲食維持健康的方法）及去寒療法。於是，那種可怕的疼痛消失了，生理期也恢復到持續一週左右的正常狀態。

從此，我過著沒有生理期問題的生活。但是，在我三十四歲時卻發現了巧克力囊腫（請見三十三頁）。

事情的開端是我在婚後驗孕時出現了陽性反應。因此，我去看了婦產科，經過腹部超音波檢查後，被醫生告知有流產的可能性，以及看見了陰影。

在那之後，我流產了。我在一家大醫院接受檢查時，被診斷出體內有一顆直徑十五公分的巧克力囊腫。

醫院的醫生告訴我必須馬上動手術。但是，因為我曾透過東方醫學的治療消除了生理痛與經期過長等症狀，所以我很強烈的抗拒：「我絕對不要動手術！」

因此，每當我在網路上搜尋到融合了東方醫學的醫院，並特地前往時，都一定會詢問：「不動手術能夠治療巧克力囊腫嗎？」

但是，所有的醫師都只是盯著電腦螢幕，看都不看我一眼，並且只會回答：「要動手術。」

出於這個原因，我逐漸遠離了醫院，而巧克力囊腫也在此時不斷增大。我的肚子堅硬隆起，即使平躺著，肚子仍維持著突出的狀態。不久後，我的肚子就變得跟懷孕七個月左右的孕婦一樣大。

此外，我的右胸下方也開始出現劇烈的疼痛，看到我如此痛苦的樣子也讓家人非常擔心。

我也焦急地「想做些什麼」，上網搜尋後，在一個討論東方醫學的網站上，我看見了駒形醫師。

我對於網站上採訪駒形醫師的文章相當感興趣，便從此處開始了一連串的調查，之後找到了駒形醫師的部落格。在閱讀駒形醫師的部落格時，我有了一個強烈的念頭：「希望這位醫師能為我看診。」

因此，雖然我住在宮城縣，仍開車前往駒形醫師位於山形縣的診所看診。

初診時，我想大約談了一個小時左右。只有駒形醫師會如此仔細、認真地看著我的雙眼，並一邊傾聽我的擔憂。

我堅定地表示：「希望不動手術就能痊癒。」看到這樣的情況，駒形醫師如此說：

「妳很擔心自己的肚子愈來愈大吧！把精力花在治療上，而非花在這些煩惱上不是更好嗎？」

然後，對於要不要進行手術，在獲得駒形醫師的說明後，我確信：「我應該接受手術。」

如此一來，駒形醫師為我寫了介紹信，我便在地區醫院接受了巧克力囊腫手術。

在地區醫院接受MRI（核磁共振）檢查後，我確認身體內的巧克力囊腫已擴大到二十八公分，並且還發現了直徑七公分的子宮肌瘤。然後，在手術中完全切除了右邊的卵巢，子宮肌瘤則維持原樣。

從手術後到目前為止，我依舊維持得相當良好，每個月會回到駒形醫師的診所複診一次。

駒形醫師教導過我「骨盆伸展（請見九十三頁）」「陰道訓練（請見九十八頁）」等自我保健方式。

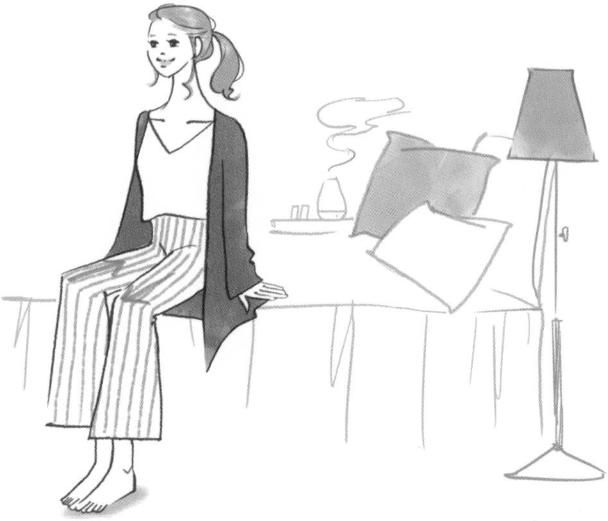

透過日常進行「陰道訓練」及「骨盆伸展」，治療過程非常良好！

我在起床時會進行骨盆伸展。

起床前呈現仰躺狀態時，我會在感覺陰道的同時，併攏雙腿、活動骨盆。此外，坐在椅子上時，我偶爾也會進行陰道訓練。

另外，駒形醫師也曾教導我：「看待事物與思考事物的方式與疾病密切相關。」

我之前在童裝販賣店做兼職。

現在回想起來，當上司派工作給我，就算不合理我也會接受。即使在繁忙的週末，有時我也會一個人看店。

因此，我一直都覺得很累，就算好不容易請了假，也沒有力氣出去玩或購物，而是筋疲力盡地度過假期。

就駒形醫師看來，我的「性格太過於為人著想」。駒形醫師表示，我屬於自己完全沒有餘力，卻認為「自己必須這樣做」的類型。

我確實是那種想太多的人。因此，我接受了駒形醫師的建議，試著在一天之中，空出時間什麼都不去想，專注在自我保健等事物上。

就這樣，六個月後我再度做了檢查，結果直徑七公分的子宮肌瘤縮小到了五公分。右邊胸下的劇烈疼痛也在某一天消失了。

之後，我又重新審視自己的性格，並於二〇二〇年初創業，以非雇用的形態工作。

目前，雖然生理期時已經不會特別疼痛了，但是我仍然會制訂一個時間表，以便在不過度工作的情況下，盡量多休息。

現在我可以在精神和身體都很健康的狀態下工作，也因此，每天都過得相當充實，我對駒形醫師充滿了感激。

駒形醫師的意見

山田小姐過去患有肌層內肌瘤（請見二十九頁）和漿膜下肌瘤（請見三十頁）。而且不只如此，還有一顆已經長到非常大且愈來愈嚴重的巧克力囊腫，讓她看起來就像個孕婦。我記得第一次看見她時真的嚇了一跳。

山田小姐有很長一段時間都在逃避手術，她的內心深處似乎有一種「無論在飲食上多努力，都無法改善。都這麼努力了，到底為什麼還是如此……」的絕望感。

絕望感與不安成為了疾病的養分。即使表面上認為「能靠自己的力量治癒而不做手術」，巧克力囊腫和子宮肌瘤也會因為內心深處的不安而不斷惡化。

巧克力囊腫手術後，漿膜下肌瘤和肌層內肌瘤也隨之縮小的原因，或許是由於「巧克力囊腫從體內消失」，絕望感與不安因此被一次消除。此外，擺脫想太多和過分勉強或許也帶來了良好的結果。

當然，無論是手術或是飲食療法都各有其優缺點。即使對其他人有效的療法，對自己也有可能完全無效。出現效果的時間也因人而異。

就山田小姐的情況來看，定期注意自己的心態，以及按照自己的節奏進行「陰道訓練」與「骨盆伸展」是有效的方法。請大家在了解每個方法的優缺點後，選擇最適合自己身體的方法。

經驗談②

下腹痛與經前症候群特有的頭痛消失！不再需要鎮痛劑、月經過多也獲得改善。

青木雅子小姐　三十八歲　兼職人員

大約在國中二年級時，我開始每次生理期都痛到幾乎快暈倒。

我有去家附近的婦產科看診，卻沒有發現任何異常。當時我被醫師告知：「或許是因為在生長期，身體還未成熟。」「懷孕後或許會痊癒，但也可能會惡化。」

之後雖然換了醫院，但透過超音波檢查仍未看見任何異常，而醫生總是對我說：「因為原因不明，就定期追蹤。」然後只開立了鎮痛劑及中藥……因為結果總是一樣，所以從某一天開始，我便不再去醫院，將這樣的狀態置之不理。

我的情況是除了生理痛，還有月經過多（經血量異常大的狀態）與PMS（經前症候群）的問題。白天就算使用夜用衛生棉還是會外漏，學生時期經血總是會弄髒我的制服。經常會有朋友提醒我：「制服沾到血了。」

經前症候群會導致我下腹部疼痛及頭痛，因此，每當感到疼痛，我就會服用大量的鎮痛劑。我那時每次經前都會服用五次以上的藥物。

這樣的生活一直持續到我二十四歲左右。由於疼痛依舊相當劇烈，所以在隔了很長一段時間後，我再次決定到婦產科檢查。然後我被被醫院告知：「妳罹患了子宮肌瘤。」

我的子宮肌瘤是朝向子宮外側生長，但不知道這是否與生理痛有直接關聯。因為「雖然可以摘除子宮肌瘤，但摘除後有可能會在其他地方復發。」所以最終還是變成了定期追蹤。

當時，我是一名游泳班的教練，每天都會去泳池，所以我的身體自然十分寒冷。即使在炎熱的夏天，一進到冷氣房就會覺得冷到很不舒服。

雖然游泳的工作可能與生理痛有關，儘管如此，我也不能隨意休息或辭職。我去了另一家醫院看看有沒有辦法處理這個問題，但是得到的答案都一樣。

之後，因為各種原因，我辭掉工作回到位於山形縣米澤市的家鄉。

我的媽媽告訴我：「每到生理期來臨前妳就會陷入煩躁和沮喪的狀態，變得像另一個人似的。」然後她推薦我：「好像有間新醫院開張，要不要去看看？」

而這間醫院就是駒形醫院。

我第一次來到駒形醫院是二〇一八年的冬天。我並沒有從之前去過的醫院拿到介紹信，而是抱著試試看的心情過去。我記得，當時身體裡確實長了幾顆直徑四～五公分大的子宮肌瘤。

針對我的子宮肌瘤、劇烈疼痛以及意志消沉的事情，和駒形依子醫生談過後，醫生開了胃腸藥給我，而在我去過的醫院中只開立過讓身體變暖的中藥。因此，雖然感到不可思議，但我還是決定觀察一段時間。

之後，看診時我告訴了駒形醫生我在意和擔心的事情。駒形醫生和我談話並逐一教導我一些讓人茅塞頓開的思考方式時，我的心情變輕鬆了。

後來，我得知駒形醫生舉辦了「陰道訓練」的課程。因為那時我有交往中的男友，覺得機會難得，就決定參加了這門課程。

課程中測量了陰道壓力，一個月後，我的數值比一開始還要高。我對這樣的變化很滿意，所以就持續進行陰道訓練。

另外，經駒形醫生的建議，我開始積極飲用口服電解質液（請見一一四頁）。

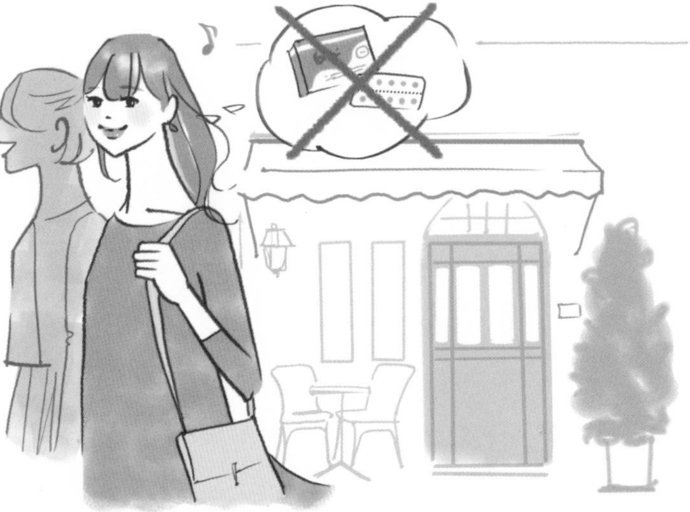

擺脫生理痛後心態變得十分正面！

像這樣，我和駒形醫生進行著各種談話，同時結合自我保健，生理痛就在不知不覺中消失了。感覺是有一天突然發現：「喔！這麼說來已經不會生理痛了耶。」也不再會頭痛了。

此外，月經過多也改善了，滲入夜用衛生棉的經血量減少了一半。過去，我一直離不開鎮痛劑，現在已經不再需要，我也扔掉了之前醫生所開立的藥物。

實行陰道訓練時，我的子宮肌瘤也稍微縮小了。但是如果偷懶，肌瘤就會再次增大。

現在我已經結婚了，也想要開始

備孕。因此，是時候考慮要如何應對子宮肌瘤了。我想和駒形醫生商量後，再決定未來的事情。

當然，駒形醫生教導的自我保健方式對於改善生理痛、月經過多及頭痛相當有效。然而更重要的，還是我精神層面的變化。

過去，我的個性就是對自己沒有信心，十分在意周遭的目光。並且，只要遇到一點不好的事情，就會責備自己。

這種想太多的思考模式在我遇到駒形醫生後，逐漸轉為正面思考。多虧了駒形醫生，現在的我很幸運有了伴侶，並過著幸福的生活。

我真的很高興在我生命的低潮遇見了駒形醫生。我想要藉此機會向駒形醫生說聲：「謝謝妳改變了我的人生。」

駒形醫師的意見

東方醫學古書中記載了「移精變氣」的療法。移精變氣是表示將心思（「精」）轉移（「移」）到另一個地方就能治療疾病（「變氣」）。

不僅在治療上，日常生活中也經常發生，如果消除「一定要這樣做」的執念，事情就會立刻開始變得順利。

但是，我們人類幾乎無法停止執著於一件事，或是想太多。因此，要讓自己關注於其他的替代方案上。

在我的治療中，其他的替代方案就是自我保健。專注於自我保健，不僅能消除執念，身體的肌肉也會發生實際的變化。

舉例來說，「陰道訓練」門診部，會使用測量陰道壓力的儀器，確保各位正確地使用陰道肌肉。起初，大家雖然都打算把力氣放在陰道上，但意念卻無法傳達至肌肉。因此，大多數人剛開始都測量不到陰道壓力。

也就是說，如果陰道壓力透過陰道訓練持續升高，就會獲得成就感，並能轉換心情。附帶一提，也有患者在實行自我保健後，三個月內，子宮肌瘤就縮小了兩公分。

就青木小姐的情況來看，包含備孕在內，我們須要好好談談未來的事情。並且，從「移精變氣」的角度來看，希望她一定要持續進行自我保健。

經驗談③

發冷及更年期症候群的發熱消失了，子宮的惡性肌瘤未轉移且回復良好。

岸田美佐江（化名） 四十八歲 上班族

最初，我是在二〇一三年時發現子宮肌瘤的，當時並沒有特別的症狀，且工作有時也很忙，因此也沒有到醫院接受子宮肌瘤的治療。

但是，到了二〇一八年初，除了生理期間流了很多血之外，生理期來臨時還會感受到肛門劇烈的刺痛。此外，也飽受發熱、失眠等更年期症狀的困擾。

因此，我想在家附近尋找一間不錯的醫院。當時，我正巧得知有一間能接受週末看診、醫師是女性、還附設中醫內科的診所開業。該診所就是由駒形依子醫生擔任院長的駒形醫院。

四月看診時，我和駒形醫生談了令我困擾的症狀，得到了「由於現階段無法得知肌瘤會突然增大還是逐漸變大，所以就讓我們先觀察一下」的結果。

就我的情況來說，為了定期追蹤，須要每三個月回診一次。但是，我在兩個月後，也就是六月的生理期來臨時，出現了像是肛門被施加壓力的劇烈疼痛，讓我甚至處於無法坐下的狀態。

當我「再也忍受不了」地前往駒形醫院後，就直接注射了停止生理期並引發停經狀態的「GnRh促性腺激素釋放激素」（請見四十一頁）。結果，在七月的生理期來臨時，只有輕微的出血，且幾乎沒有疼痛。

但是，由於療程最多只能持續六個月，停止注射治療後，當生理期再度來臨，將再次出現劇烈的生理痛。若是如此，我想趁現在正是體力容易恢復的年紀接受子宮肌瘤手術。

因此，我和駒形醫生討論後請她寫了介紹信，將我轉診到另一間市立醫院。之後，我在接受核磁共振檢查時，發現子宮肌瘤已經增大到直徑十公分，而且能看見中心部的陰影，因此醫生建議我儘快動手術。

由於我自己也想做手術，所以在十月時，便接受了單純性全子宮切除術，手術中切除了子宮及輸卵管，只留下卵巢。

檢查手術後取出的子宮肌瘤時，發現竟是惡性腫瘤的肉瘤（平滑肌肉瘤）。

由於無法在市立醫院繼續接受治療，我便轉院至大學醫院。但是，大學醫院並沒有治療腫瘤的實際成果，且抗癌藥物的治療效果也相當差，因此要持續定期追蹤。

接著，二〇一九年初，我在該大學醫院接受PET（正子斷層掃描）檢查時，診斷出罹患了肝癌。如果肝癌是從肉瘤遠端轉移，就是第五期，換句話說就是末期癌症。

之後，因為某些緣由，四月時我在大學醫院接受了切除部分肝臟的癌症治療手術，並且檢查了切除後的癌症部位，結果發現子宮肉瘤與肝癌是不同的種類，也就是說，癌症並沒有遠端轉移。這種情況被稱為「二型細胞癌」。

無論是子宮肉瘤或肝癌兩者的診斷結果皆為第一期。由於剩餘的肝臟功能並無問題，因此，我不須要接受抗癌治療，只要定期追蹤即可。

駒形醫生從我第一次就診起就持續與討論我的病情，並支撐著我的內心。癌症第一期的結果也讓駒形醫生感到相當高興。

我知道駒形醫生設計了一套自我保健方法。因此，二〇一八年十二月時，在接受全子宮切除術後，我參加了「陰道訓練」課程，學會了「骨盆伸展（請見九十三頁）」與「陰道訓練（請見九十八頁）」。

我會在洗澡時和入睡前進行這些訓練。

但是，由於駒形醫生建議我不要有「必須做」的壓力，只須要在想做的時候進行即可！所以我會在有想做的欲望時去做，因此，有時一天會練習好幾次，而有時狀態好就不會練習，隨心所欲，沒有規律。

手術過程中，手術刀進入體內後血流便受到阻礙，流經腿部的血液量似乎有所減少。大概因為如此，手術後我一直飽受腿部冰冷的困擾。

這種冰冷透過骨盆伸展與陰道按摩也舒緩了許多。此外，睡覺時我也會穿著暖腿襪套，並進行駒形醫生在《子宮內膜異位症可以自行治癒》一書中介紹的上半身按摩，努力增強術後體力。

我認為是自我保健方法和中藥的幫助，讓我的發熱和失眠等症狀現在都已經痊癒了。

尤其是我覺得在腿部寒冷以及因為潮熱導致上半身寒冷時，骨盆伸展的效果更加顯著。因此，一出現症狀，我就會立刻實行骨盆伸展。

最重要的是，駒形醫生的建議還有針對罹患肉瘤及癌症這些事，因而改變了我面對工作的方式。

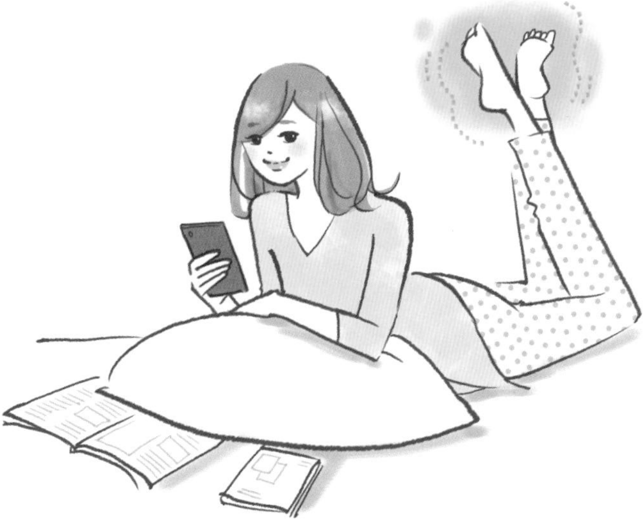

自我保健讓腿部寒冷消失， 變得溫暖！

我是一個工作狂，而且還身兼單親媽媽的角色，我的生存之道是「絕不請假」。

但是，我的狀況卻變成因為手術而不得不向公司請假。但我因此驚覺到「即使我請假，公司還是會透過各種制度持續運作。」「即使我休息，工作還是會完成。」

現在我仍以上班族的身分生活，但是有時會以「自我維護」為理由請假，也開始了兼職工作，無論是工作或是私領域，每天都過得相當充實。

駒形醫師的意見

子宮肉瘤與肝癌兩種惡性腫瘤都未轉移，且同時發現兩種癌症，這種事本身就不太尋常，但無論是誰都有可能發生「以為是子宮肌瘤結果是肉瘤」的事情。

岸田小姐來到我們醫院時，已經被其他醫院診斷出罹患子宮肌瘤。並且當岸田小姐開始進行假性停經療法，雖然疼痛減輕了，子宮肌瘤卻未如預期般縮小。

因此，由於無法排除身體裡有子宮肉瘤的可能性，在考慮進行手術的同時，她做了仔細的檢查。因為腫瘤已經增大，以及透過觀察她開始假性停經療法時身上出現的變化，所以能及早發現異常。

如果有人也和岸田小姐一樣，肌瘤已經增大，並遭受劇烈疼痛的襲擊。希望各位能將假性停經療法及手術視為選項。進行治療後，隨著病情的變化，有更多的事情須要注意及懷疑。

必須從頭開始審視自己的生活，並且需要相對應的時間，才能讓已經增大的子宮肌瘤縮小。因此，最好藉由手術一次切除，等痛苦及焦慮消失後，再採取「防子宮肌瘤再度發生」的措施。

就岸田小姐的情況看來，她在手術後立刻積極進行骨盆伸展及陰道訓練等自我保健，且藥物也發揮了功效，所以讓她能健康地返回工作岡位，我真的感到很開心。

經驗談④

坑坑疤疤的皮膚透過補充水分變得光滑柔嫩，罹患子宮肌瘤卻能平安生產。

戶村美穗（化名） 三十五歲 上班族

小時候我很少發燒，且熱衷運動，永遠精力充沛。長大就職後也很少請假。雖然工作相當艱難，但加班對我來說也不算難事。健康方面也沒有什麼好擔心的。

雖然健康檢查時偶爾會被提醒我有貧血的傾向，但因為覺得「女生貧血並不罕見」，所以我並未把它當作一回事。

但在二〇一五年時，我健康檢查中的貧血值惡化，所以決定到醫院看看，結果就這樣發現了子宮肌瘤。

當時，我正打算要結婚，也想生孩子，所以暫時先服用了低劑量口服避孕藥，並觀察情況避免貧血惡化。我認為：「只要懷孕，所有的問題就都會解決。」

但是，在我結婚並離開娘家後，身體狀況變得愈來愈糟。總是很容易疲倦，無法像從前一樣工作，動不動就覺得很累。

婚後為了備孕，我停止了服用低劑量口服避孕藥。於是，生理期時的出血量增加了。

因此，我到了別間醫院接受超音波檢查，結果被告知：「或許是子宮肌瘤惡化，但並不清楚位置。」然後，在服用鐵劑預防貧血的同時，我還要定期追蹤子宮肌瘤。

由於疲倦及月經過多依舊並未改善，所以我在網路上搜尋能夠妥善治療我情況的醫院時，我找到了駒形醫院。那是二〇一七年秋天的事。由於駒形醫院就在我家附近，且看診的是女醫師，院內還有東方醫學科，因此我決定到駒形醫院看診試試。

首先讓我大吃一驚的是，駒形醫院的患者健康調查表項目相當多。除了身體狀態外還有心理狀態，就連現在的生活方式都要詳細填寫。

印象中，和駒形依子醫生的談話，比起在醫院和醫生互動，更像是在諮詢。醫師會根據患者健康調查表仔細地詢問我的情況。除此之外，還詳細說明了身體機制，並且非常清楚解釋了現在我為什麼會出現這些症狀。

接著，在接受了超音波檢查後，駒形依子醫生直接了當地指出：「這個位置很有可能有黏膜下肌瘤，如果患有黏膜下肌瘤，應該無法懷孕。」因此，駒形醫生為我寫了大型醫院的介紹信，以讓我接受核磁共振檢查。

之後，在大型醫院接受核磁共振檢查的結果，發現我除了黏膜下肌瘤外，還併發了多發性子宮肌瘤，也就是我的身體裡長了多個子宮肌瘤。

當我向駒形醫生轉達診斷結果，駒形醫生告知我：「應該立刻進行手術。」接著，在二〇一九年三月時，我接受了子宮鏡子宮肌瘤切除手術，並且只切除了黏膜下肌瘤。

這次手術後，我的身體狀況比之前好多了，經血量也恢復到之前的狀態，貧血也治癒了，可見，黏膜下肌瘤絕對是引發我身體各種不適的主因之一。

附帶一提，初診時，駒形醫生開立了中藥的胃藥，以及具有改善血流並修復子宮作用的中藥。

我的臉上布滿了鮮紅色的痤瘡，據駒形醫生表示，該處長出痤瘡是胃部虛弱的跡象。我從來沒有想過自己的胃部相當虛弱，因此十分吃驚。

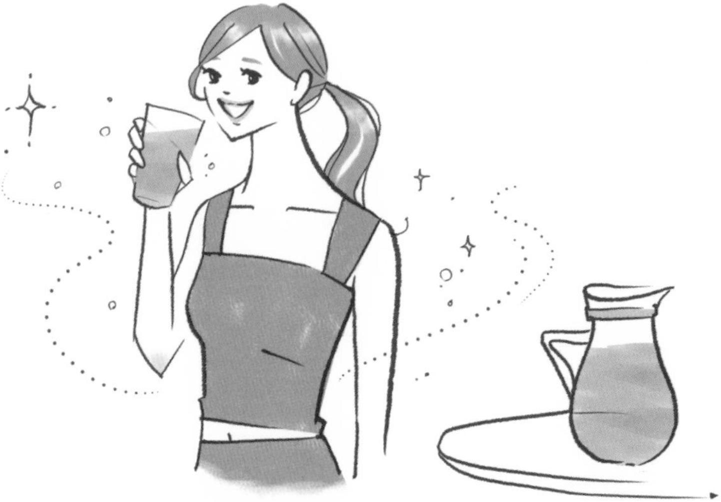

積極攝取含有電解質的水分後， 身體狀況便有所改善！

另外，針對喝水的方式，駒形醫生也提供了建議。

每當生理期來臨，大量出血會讓身體在不知不覺中陷入缺水狀態，這似乎是身體不適的隱形原因。因此，駒形醫生囑咐我要積極補充含有電解質（離子）的水分。

於是，我開始試著大量攝取礦泉水及口服電解質液。

結果，疲勞感在數個月後就大幅減緩了。除此之外，我臉上的痤瘡也逐一消失，凹凸不平的肌膚更是澈底變光滑了。

另外，雖然我覺得和手術也有關係，但讓我相當擔心的疲倦感也完全消失了，轉眼間變得精力充沛。

然後，大約在一年後，我懷孕了。巧合的是，當時駒形醫生剛好在婦產科值班，因此，分娩時也是由駒形醫生執刀。目前，我正在養育孩子，並且已經不必再到駒形醫院回診了。從現在開始，為了能在育兒的同時兼顧工作，我也想試試駒形醫生設計的自我保健方法。

駒形醫師的意見

由於認為「子宮肌瘤是良性腫瘤」，所以無論是醫生或患者，都不太會想特地花時間做核磁共振檢查。因此，經常會發生把黏膜下肌瘤置之不理，導致月經過多並陷入貧血狀態，且各種症狀不斷惡化的情況。

只透過超音波檢查，可能無法明確判定究竟是黏膜下肌瘤，還是朝向子宮內側生長的肌層內肌瘤。我認為，模棱兩可地將其置之不理相當危險，因此，我立刻建議戶村小姐進行核磁共振檢查。

戶村小姐具有「月經過多↓貧血↓胃虛↓脫水↓皮膚粗糙」等典型的黏膜下肌瘤症狀。我判斷：「照現在的樣子，以定期追蹤之名行『置之不理』之實，對想要懷孕的戶村小姐來說並沒有任何好處。」

戶村小姐很可能從年輕時就有月經過多的症狀。在過去幾次的健檢報告中也指出她患有貧血，由此也可以推測出，戶村小姐可能有月經過多的情況。每月生理期都流失大量血液，身體在貧血的同時陷入脫水狀態。應該就是這種狀態不斷累積，才導致戶村小姐身體不適！

我為戶村小姐開立了改善腸胃狀態的四君子湯，以及名為當歸芍藥散的祛瘀劑（請見三十八頁），痤瘡會消失應該就是因為胃的狀態改善了！

即使本人認為自己身體健康，月經過多與痤瘡持續生長就是身體遭受壓力的表現。透過戶村小姐的經驗談，希望能讓大家知道，如果在這樣的背景下罹患粘膜下肌瘤，就須要立刻考慮動手術。

結語

自從在故鄉山形縣開設駒形醫院後，我有更多機會替十～二十歲具有生理痛、月經過多、經前症候群、生理前後的痤瘡、頭痛以及異位性皮膚炎等症狀的女孩進行診斷。此外，或許是因為本院在週末也有看診，因此除了年輕女性外，許多護理人員及學校老師也都會來就診。

透過診斷，我總是深刻體會到，**對月經擁有正確知識及資訊的人非常稀少**。無論是自己的母親、醫療從業人員或是學校老師，對月經都不甚了解。我總是在想，在這種情況下，要在哪裡學習有關月經、避孕及懷孕的知識呢？

每個人初經來臨的年齡並不一樣。有些女孩小學就開始有月經，有些則是從高中才開始。僅靠學校教育補充相關知識是十分有限的，不是嗎？

另外我認為，現階段要讓男性了解連女性都不了解的月經也相當困難。以性禁忌為藉口，剝奪認識月經的環境，不就是不孕及婦科疾病增加的原因嗎？

我認為，要讓男性了解月經，首先就必須停止把月經和性的話題當作是「害羞的事」。

從前，不僅是母親，周遭的年長女性，像是祖母和阿姨，都會教導青春少女包含月經在內的性知識。

但是，隨著女性進入社會以及小家庭化，我們逐漸失去了這樣的機會。我在想，或許就是因為現在變成這樣，才會連女性自己對月經都不了解。

小家庭化後，儘管母親的角色非常重要，但母親對月經本就所知不多，且對於教導女兒性知識這件事也感到猶豫，感覺就交由學校老師處理就可以了。月經這件事以給予女兒衛生棉做結束，避孕這件事則用給予保險套做結束。至於性知識，不知為何，好像只要教一些表面的事就算不錯了，現在不是這樣嗎？

母親沒有正確的知識，只是對比自己的過去和女兒現在的變化，如果有差異就草率地認定「很奇怪」，讓女兒受傷——這麼說起來，很有可能媽媽才是異常，女兒反而正常。

如此一來，青春少女在不知道「自己身體現在發生了怎樣的變化」，也不知道是否正常的情況下，依靠鎮痛劑過著掩飾生理痛的生活。

我希望改變這樣的現況。

希望能確實教導青春少女們包含排卵及避孕在內的性知識。

我曾如此強烈地認為。

在成為大人的重要時刻，希望青春少女們不會不經意地受到傷害。這些微小的傷痕不斷累積，會造成自責與過度努力。

這就是為什麼，我希望當女生們不舒服，不要失去檢視自己身體的重要機會。

如果繼續以藥物或幹勁掩飾生理痛及月經過多等伴隨生理期而來的各種不適症狀，就會失去重建身體的機會。如此一來，因為身體的不適不斷累積，長大成人後，就會出現子宮肌瘤等疾病。

現在還不遲，請成年女性認真學習月經相關知識後，再確實傳授性知識給予年輕的一代。

本書是我寫的第三本書。三本書都是從東方醫學和西方醫學的角度說明女性性知識。尤其是子宮內膜異位症與子宮肌瘤，乍看之下或許是難以分辨的疾病，但是如果閱讀了這三本書並進行比較，各位就會發現，子宮內膜異位症與子宮肌瘤的成因並不相同。

無論是誰，只要罹患子宮肌瘤都會不安。這也是沒辦法的事。

但是，**一旦放大自己的焦慮，子宮肌瘤就會惡化**。因為壓力會導致身體緊繃、血液循環變差、睡眠變淺等問題，身心若無法充分休息，器官也就無法順利修復。

一般人如果不安，就會在網路搜索子宮肌瘤相關資訊。但是，在網路上獲得的資訊都是一些會引發焦慮的訊息，或是含糊不清的內容。

這樣的結果只會讓自己更加不安，然後又進一步尋找更多的資訊，陷入無限的惡性循環。

任何人都不想沒事跑醫院，雖然我自己這樣說有奇怪，但尤其是婦產科，如果可以，當然誰都不想去（笑）。

基本上，在婦科疾病方面，網路上絕對搜尋不到明確顯示「沒問題」的內容。因此可以說，即使直接搜尋關鍵字「沒問題」，也不太可能找到。

醫療端在網路上輕易寫下「沒問題」，是相當危險的作法。

這就是為什麼，**我希望各位能為了自己和將來去婦科接受診療**。

重要的是，確認自己對疾病的擔憂是什麼。舉例來說，如果罹患子宮肌瘤，可以想一想以下幾件事情：

- 對子宮肌瘤的存在感到擔憂
- 對子宮肌瘤手術感到擔憂
- 對手術後子宮肌瘤復發感到擔憂

每個人擔憂的問題都不同，但要先知道自己擔憂的問題是什麼，如果患者的擔憂含糊不清，我就無法判斷該進行何種檢查及治療。

但如果因此就逐一做檢查，只會耗費患者的時間和金錢。我認為這樣做非常浪費。

西方醫學的健保醫療是為了解決現在發生的症狀而進行檢查及治療。但是，只有這樣未必能夠解決包含心理部分的根本原因。

因此，除非患者主動改正自己的生活及思考習慣，否則便無法消除擔憂，也無法重建身體。

換句話說，**透過改變目前為止理所當然的生活、觀念及認知，就能自行治癒**

子宮肌瘤。

為此，本書中介紹了兩大主題「觀念改革」及「自我保健」。只要盡全力呼吸、盡全力練習自我保健，就能在腦中創建一個虛無的狀態，如此一來，便能讓身心取得平衡。

不僅子宮肌瘤，這套方法也適用於所有疾病。疾病不是由身邊的人事物引起，而是自己在不知不覺中造成的。

我希望各位能儘早注意到這一點，留心去改變那些「理所當然」的觀念。現在這一刻，請珍惜「想好好對待自己」的感覺。並且為了自己著想，請不要忘記這種感覺。

只有自己會知道自己為自己想了什麼、做了什麼，也只有自己知道什麼才是重要的。

首先請認識自己並珍惜自己。

感謝各位閱讀到最後。

駒形醫院院長　駒形依子

Note

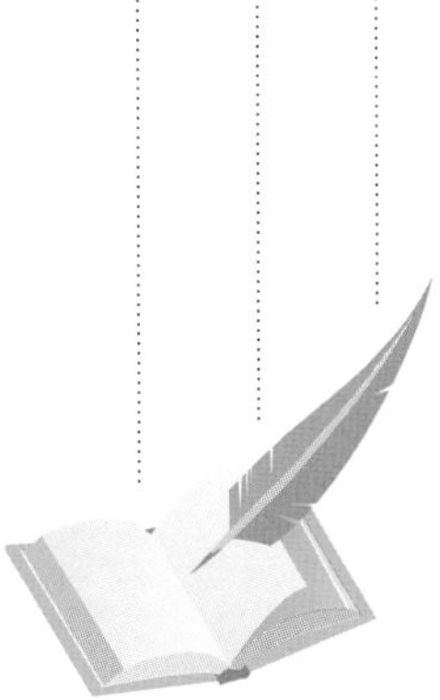

Note

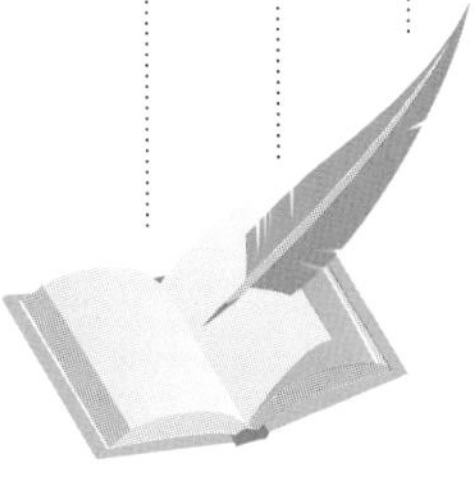

國家圖書館出版品預行編目資料

子宮肌瘤自己治：七種保健方法,擺脫惱人的子宮問題/駒形依子作；張維芬譯. -- 初版. -- 新北市：世茂出版有限公司, 2022.05
面； 公分. -- (生活健康；B498)
ISBN 978-986-5408-87-9(平裝)

1.CST: 子宮肌瘤 2.CST: 子宮疾病 3.CST: 健康法

417.28151 111002874

生活健康B498

子宮肌瘤自己治：七種保健方法，擺脫惱人的子宮問題

作　　者／駒形依子
譯　　者／張維芬
主　　編／楊鈺儀
責任編輯／陳美靜
封面設計／Chun-Rou Wang
出 版 者／世茂出版有限公司
地　　址／(231)新北市新店區民生路19號5樓
電　　話／(02)2218-3277
傳　　真／(02)2218-3239（訂書專線）
劃撥帳號／19911841
戶　　名／世茂出版有限公司　單次郵購總金額未滿500元（含），請加80元掛號費
世茂網站／www.coolbooks.com.tw
排版製版／辰皓國際出版製作有限公司
印　　刷／傳興彩色印刷有限公司
初版一刷／2022年5月
　　三刷／2023年11月

ＩＳＢＮ／978-986-5408-87-9
定　　價／340元